Jürgen Buhr

Das Nächste, bitte

Arzt in zwei Systemen

verlag am park

Das Buch

Das ist die Rückschau eines Arztes, der zeitlebens in Bützow bei Rostock in unterschiedlichen Funktionen und in zwei verschiedenen politischen Systemen praktiziert hat. Am Ende seines Berufslebens bilanziert er und vergleicht. Er war nicht Mitglied der SED, und die Bundesrepublik war ihm, als es die DDR noch gab, stets näher als jener Staat, in dem er studiert hatte und arbeitete. Er ist frei von dem Verdacht, dass er den untergegangenen Staat zurückwünschte. Aber nun, in einem anderen lebend, stellt er fest, dass manches in eben jener DDR vernünftiger war als einiges von dem, was uns heute umgibt. In dem selbst die Gesundheit zur Ware wird.

Der Autor

Jürgen Buhr, Jahrgang 1943, geboren in Bützow. Medizinstudium in Rostock von 1962 bis 1968, Promotion 1969 in Karlsburg, Facharztausbildung zum Internisten, 1973 Facharztexamen, 1976 Subspezialisierung zum Diabetologen. Tätigkeit in der Kreispoliklinik Bützow, seit 1984 deren Ärztlicher Direktor bzw. Chefarzt. Seit 1983 externer Gruppenleiter bei zentralen Forschungsprogrammen der Medizinischen Akademie Dresden und Mitglied der pädagogisch-medizinischen Koordinierungsgruppe an der Akademie der Pädagogischen Wissenschaften in Berlin. 1991 Niederlassung in eigener Praxis in Bützow, 1992 Prüfungsarzt für Innere Medizin, 2013 Übergabe der Praxis und Rentner.

Inhaltsverzeichnis

Meiner lieben Marion gewidmet

Vorwort

Die Verbindung meiner beruflichen Tätigkeit mit der Gesellschaft steht auf doppeltem Fundament. Neben den natürlichen Zusammenhängen mit den sozialen Strukturen, in denen die Menschen agieren, leben, lieben oder auch leiden, fallen für mich persönlich zwei besondere Aspekte zusammen: Erstens, objektiv, das Ereignis und bleibende Wunder der Wende 1989/90 und zweitens, subjektiv, das »Bergfest« meiner 44-jährigen beruflichen Laufbahn im gleichen Zeitraum:

22 Jahre war ich ärztlich tätig unter den Bedingungen des staatlichen Gesundheitswesens in der DDR und ebenfalls 22 Jahre unter denen der (vielschichtigen) Bundesrepublik. Wiederholt wurde mir von verschiedenen Seiten empfohlen, die Impressionen und Erinnerungen dieser beiden Epochen »vergleichend« als Zeitdokument zu veröffentlichen, was ich zunächst als nicht sinnvoll ansah.

Dann erreichte mich im Frühjahr 2014 wieder einmal eine Einladung der Konrad-Adenauer-Stiftung, der ich Folge leistete. Man wolle – analog der gleichzeitigen Thematik der Akademie der Nordkirche mit dem bemerkenswerten Titel »Die Gegenwart und Zukunft der Vergangenheit« – Rückschau auf die DDR halten.

Wie immer bei derartigen Veranstaltungen war der Austausch von Argumenten und Meinungen am abendlichen Biertisch effektiver und konstruktiver als im offiziellen Programm. Und in dieser Runde nach vielen Diskussionen riet mir ein Professor von einem Institut für Zeitgeschichte aus dem Raum Berlin dringend, doch von meiner bisherigen Zurückhaltung Abstand zu nehmen und spezielle und auch gesellschaftsrelevante Eindrücke meiner Biographie darzulegen.

Da die wertvollen Möglichkeiten, die unsere neue Gesellschaftsordnung bietet, zu schade sind, um sie nur denen zu überlassen, welche die damals in den DDR-Medien vorherrschende grobkörnige Schwarz-Weiß-Malerei nach dem Systemwechsel lediglich durch eine filigranere Weiß-Schwarz-Malerei ersetzen, habe ich diesem Professor für Zeitgeschichte dann meine Zusage gegeben, seiner nachdrücklichen Empfehlung Folge zu leisten.

Kindheit und Schulzeit 1943 bis 1961

1943 zur Welt gekommen, konnte ich keine Erinnerungen an das Kriegsgeschehen haben. Und auch von 1945 weiß ich nur aus den Erzählungen meiner Eltern, dass unser Haus weitgehend zur Unterkunft für sowjetische Offiziere umfunktioniert wurde. Einer von ihnen fühlte sich geräuschmäßig überlastet, als ich wohl mal laut weinte. Er kam mit der Frage »warum Kind weint«. Auf die Antwort meiner Mutter, ich sei krank, verschwand er umgehend und kam nach einiger Zeit mit den Worten zurück »Hier Zucker, Butter und Milch, Kind kann nicht für Hitler und Krieg«.

Mein Vater war Zeitungsverleger. Verleger wurden von den einmarschierenden Russen allgemein für Systemträger und -stützer des Nazireiches gehalten und oft auch so behandelt. Erstaunlicherweise mussten die Offiziere trotz der Kriegswirren Kenntnis davon gehabt haben, dass mein Vater, Mitglied des Vorstandes des Deutschen Zeitungsverleger-Verbandes, als einziger von diesen *nicht* in der NSDAP war. So gestalteten sich die Kontakte mit ihnen persönlich und auch in der von ihnen mitgenutzten Druckerei überwiegend sachlich bis kulant.

Eine Anekdote aus dieser Zeit habe ich noch in Erinnerung, die mein Vater später berichtete: Er war mitten in der Arbeit zusammen mit seinen Angestellten, als ein Offizier den Druckerraum betrat. Mein Vater sagte, dass er als Russe ein tolles Deutsch sprechen würde, worauf dieser sichtlich erbost schrie »Ich bin kein Russe, ich bin Tartar!« .

Einmal kam ein wirklicher Russe auf meinen Vater zu und es entspann sich folgender Dialog:

»Bist du hier Chef?«

»Ja, das bin ich.«

»Dann du aber kein richtiger Chef, sondern du nur dumm.«

»Wieso denn?«

»Bei uns zu Hause Chef rumgehen durch Betrieb, und sagen, dass alle schlechte Arbeit machen, aber nie selbst arbeiten.«

Die angrenzende Wilhelmstraße war für fast ein Jahr mit Schlagbaum gesperrt. Dort waren Unterkünfte weiterer Offiziere. Alsbald wurde sie in »Stalinstraße« umbenannt.

1949 erfolgte meine erste Reise mit meinem Vater nach Berlin, in damaliger Zeit noch eine echte »Fernreise«. Ich habe nur blasse Erinnerungen an Ruinen und Flugzeuge.

Anfang September war es dann soweit, ich wurde eingeschult. Praktischerweise direkt im Schulhaus bei uns gegenüber. Das ging fünf Wochen gut, dann flogen wir raus. Am 7. Oktober wurde die DDR gegründet und unsere Schule als Verwaltungsgebäude gebraucht. Ob das zulässig war oder nicht, entzieht sich meiner Kenntnis. 1952, nach der Verwaltungsreform in der DDR, bei der die Länder zerschlagen wurden und an ihre Stelle Bezirke und Kreise traten, die zentralistisch geführt wurden, etablierte sich in diesem Haus jedenfalls die Kreisleitung der SED.

In den Sommerferien 1950 kam für mich spannende Freude auf: die erste Reise nach Lübeck stand bevor. Meine Mutter, von dort stammend, hatte alle ihre Verwandten und Freunde auf der »anderen Seite«, oder wie man damals sagte: »drüben«.

Zunächst galt es, über die Zonengrenze zu kommen, was auch mit Erlaubnisschein eine aufregende Sache war. Auf dem Bahnhof Herrnburg erlebte ich zum ersten Mal eine Grenzkontrolle, an der auch Soldaten der sowjetischen Besatzungstruppen beteiligt waren. Taschen und Koffer wurden durchsucht, einige Reisende wurden zur Leibesvisitation aus dem Zug geholt. Dann ging es bis Schlutup auf einem LKW weiter. Alle atmeten erleichtert auf.

Die Geschäfte in Lübeck waren voll von Dingen, die es bei uns zu Hause nicht gab. Alles schien anders, bunter, moderner. Mich interessierten besonders Süßwaren, Schokolade und Spielzeug. Mit diesen nachhaltigen Eindrücken ging ich in den HO-Laden in der Hauptstraße von Bützow. Die Handelskette war 1948 im Osten gegründet worden und bot Waren ohne Beschränkung, d. h. auch ohne Lebensmittelmarken, an. Neugierig wollte ich vergleichen. Im Schaufenster lag eine Rolle Drops für 50 Pfennige.

In den Sommerferien zwischen der 3. und 4. Klasse, das war 1952, reisten meine Eltern mit mir erstmals in den Harz. Von der Natur und der schroffen Klippengestaltung war ich zutiefst beeindruckt, aber auch hier war das politische Geschehen präsent.

Von Schierke aus unternahmen wir eine Wanderung auf den Brocken. An einer Stelle, an der man in das Egerloch mit dem steilen, schroffen und direkten Brockenaufstieg gelangte, stand linksseitig eine Sprungschanze. »Dies ist der Wurmberg«, sagte einer. »Nur kurz abbiegen und man ist im Westen!«

Die gesperrten Wege wurden zwar von Grenzern bewacht, aber die Absperrung wies Lücken auf. Was für eine Versuchung! Im Winter, so hieß es, würde dort mancher per Ski nach Braunlage zum Einkaufen fahren.

Vom baumlosen Gipfel bot sich ein betörender Blick in die Ferne und auf verschiedene Ortschaften »im Westen«. Das klang schon so, als wären sie unerreichbar fern.

In den Sommerferien ging es wieder nach »drüben«. Diesmal bis nach Siegen und Hilchenbach in Westfalen. Onkel und Tante dort nahmen uns mit einer rührenden Selbstverständlichkeit auf.

Im März 1953 wurde ich »verschickt«, wie man die Kindergenesungskur in Bad Salzelmen nannte. Beeindruckender Empfang, Aufteilung der Kinder auf die verschiedenen Zimmer, dann Treffen im großen Speisesaal zum Abendessen. Es war aufregend und schön.

Am zweiten Tag im Kinderheim feierte ich meinen 10. Geburtstag. Mein Platz war mit Kerzen geschmückt und es erfolgte eine öffentliche Gratulation, bei der ich fast verlegen wurde. Desweiteren erhielt ich über 20 Briefe, von jedem meiner Mitschüler einen. Insgesamt eine angenehme Erfahrung.

Und im Brief von zu Hause schrieb mein Vater: »In 10 Jahren, wenn du 20 Jahre alt wirst, wird sich dein Lebensweg im wesentlichen entschieden haben bzw. absehbar sein, was du erreichen wirst.« Er sollte mit dieser Vorhersage richtig liegen. Wie so oft, was ich oft erst sehr viel später bemerkte.

Zwei Tage später wurden alle Kinder im großen Saal zusammengerufen. Wir waren bester Stimmung, daher auch etwas laut und geschwätzig. »So, nun seid doch mal endlich ruhig, wir haben was zu besprechen«, rief die Leiterin der Einrichtung. Als auch die Letzten verstummt waren, sagte sie: »Kinder, es ist etwas ganz Schlimmes passiert.«

Wir schauten uns verdutzt an, einige fingen gleich an zu tuscheln. »Seid endlich ruhig«, kam es wieder von vorn. »Unser Genosse Stalin hat einen Schlaganfall erlitten.«

Pause, Ruhe, keine Spur von Bestürzung. Wer war »unser Genosse Stalin«? Wir hatten zwar in der Schule Verschiedenes über ihn gehört, irgendwo hing dort auch ein Bild von ihm, aber auf uns machte die »schlimme« Nachricht keinen besonderen Eindruck.

Die Leiterin schien auch nicht unbedingt besonders traurig zu sein. Sie ging gleich zu den Informationen zum weiteren Tagesablauf über, normaler Alltag herrschte. Keiner von den Kindern auf meinem Zimmer konnte mit dem Namen Stalin etwas anfangen, nichts, was Emotionen hervorgerufen hätte.

Wieder zwei Tage später erneutes Treffen im Großen Saal. Einige feixten. Was ist denn nun schon wieder Schlimmes passiert?

Die Leiterin erklärte: »Wir haben eine großen Verlust erlitten: Unser Genosse Stalin ist heute verstorben.« Es war totenstill im Raum, wenngleich alle nur darauf warteten, dass das übliche Tagesprogramm weiterging.

»Bevor wir uns wieder anderen Dingen widmen, legen wir jetzt eine Schweigeminute ein und gedenken dieses bedeutenden Mannes.« Das Schweigen haben wir einigermaßen hingekriegt, aber die Minute schien uns sehr lang und sinnlos.

Die Erwachsenen daheim debattierten, wie ich noch erinnere, ob nach Stalin nun eventuell doch die Einheit Deutschlands kommen würde. Dann kam der 17. Juni mit den bekannten Ereignissen, von denen wir als Kinder von denErwachsenen erfuhren, dass viele Menschen bei uns Verhältnisse wie in Westdeutschland forderten.

Der Ausnahmezustand wurde verhängt und uns in der Schule erläutert. »Mehr als drei Personen dürfen nicht zusammenstehen, sonst wird mit der Waffe eingeschritten.« Wir standen vorm Bahnhof, zwei Freunde und ich, etwa 50 Meter von uns entfernt stand ein Fahrzeug der Besatzungsmacht mit Soldaten. Als ein Polizist kam, fragte ich ihn: »Wenn nun einer kommt und fragt uns nach der Uhrzeit, dann sind wir bereits vier. Werden wir dann erschossen?«

»Mensch, Jungs, das ist kein Spaß. Geht am besten sofort nach Hause.«

Taten wir dann auch. Der Spaß, der kein Spaß war, endete bald. Im Bekannten- und Verwandtenkreis spürte ich Enttäuschung und Wut.

Die Sommerferien vergingen, eine Familienreise auf den Darß war aufregend. Ein 35 Meter hoher Leuchtturm, per Wendeltreppe zu besteigen: phantastisch. Vor allem der Blick von oben. Die Erwachsenen fragten: »Kann man von hier aus Schweden oder Dänemark sehen?« Und: »Dort ist militärisches Sperrgebiet.« Auch beim schönsten Blick, dem Himmel nah, war die Politik dabei.

Am 1. September kamen wir in die 5. Klasse. Mehrere Fächer waren neu, fast ein Renner: Russisch. Mit zunehmenden Schreib- und Vokabelkenntnissen machten wir eine aufregende und für uns bisher einzigartige Entdeckung: Wir konnten etwas, was unsere Eltern nicht konnten. Quasi eine Geheimschrift, für sie unentzifferbar. Das beflügelte uns und motivierte, was aber nicht lange lange vorhielt.

Eines Tages berichtete mein Vater empört, was er am Vortag in einem Restaurant mit Hotel, wo er sich in gewissen Abständen mit Freunden zum Skat traf, erlebt hatte. Gegen 21 Uhr sei ein Fremder, völlig durchnässt, ins Restaurant gekommen und sagte, dass er wegen einer Zugverspätung den Anschluss nach Schwerin verpasst habe. Da der nächste Zug erst am nächsten Tag ging, bat er um ein Zimmer. Das bekam er. Dann bat er um ein Essen, was man aber nur gegen Abgabe der Lebensmittelmarken erhielt. Da er, was logisch erschien, nicht auf eine Übernachtung eingestellt gewesen sei, habe er auch keine Marken dabei. Ob er nicht dennoch … Der Wirt zeigte sich menschlich und servierte ein Essen.

Da zückte der Mann seinen Dienstausweis. »Sie haben gegen das Gesetz verstoßen. Dies wird, wie Sie wissen, mit Enteignung bestraft.«

Die Unverschämtheit war eine zweifache: erstens die Hilfsbereitschaft derart missbraucht zu haben und zweitens als Agent provocateur den Restaurantbesitzer absichtsvoll in eine Falle gelockt zu haben.

Die Sorgen und Ängste nahmen durch solche Vorgänge auch in unserer Familie zu. Wir besaßen ein Haus, das mein Vater 1930 als Klinkerbau errichtet hatte, und darin eine Druckerei.

In den Sommerferien 1954 atmete ich wieder »Westluft«. Kurzer Aufenthalt in Lübeck. Die durch den Krieg turmlose Marienkirche wurde schrittweise wieder hergestellt. Von Mal zu Mal sah ich die Türme wachsen, was mich beeindruckte. Dann fuhr ich noch mit Familie nach Thüringen und mit der Klasse auf den Darß. Am 1. September trat ich wieder mit neuem Elan in der Schule an. Neue Fächer: Physik und Chemie. Als unser angetrunkener Chemielehrer einen Explosionsversuch fehlsteuerte und ihm alles um die Ohren flog, hatten wir einen lustigen Tag. Fast so wie in der Feuerzangenbowle, als man dort die »alloholische Gärung« (»Jedär nur einen wönzigen Schlock«) testete. Den Film mit Heinz Rühmann sah ich erst später, aber ich erinnerte mich sofort an unser Experiment.

Als ich daheim unter großem Gelächter darüber berichtete, kam der Zahnarzt, der in unserem Hause seine Praxis hatte, wütend zu uns. »Stellen Sie sich vor: Ich habe in der HO Bohnenkaffee gekauft. Da sie aber keine Tüte hatte, schüttete mir die Verkäuferin die Bohnen direkt in meine Jackettasche!«.

Am nächsten Tag war er weg.

»Republikflucht« hieß es. Ob er mit den Bohnen in der Tasche die DDR verlassen hatte oder wegen der Bohnen, weiß ich nicht. Die verlassene Praxis wurde vom Staat übernommen und zur Jugendzahnarztstation gemacht.

Es kamen die Herbsttage, in denen es draußen bald ungemütlich und drinnen gemütlicher wurde. Am Abend wurde Radio gehört. Ganz am Ende der Langwelle fanden wir einen neuen Sender »von drüben«. Die Erwachsenen schwärmten: »Nur Musik, und was für schöne. Welch ein herrlicher Kontrast zur politischen Dauerberieselung auf den Ostsendern.« Wer die hörte, galt als suspekt. Nachdem sich aber im Laufe der Zeit der neue »unpolitische« Westsender mit seinen ausschließlichen Musikprogrammen bei den Zuhörern im Osten etabliert hatte, begann auch er, nun unter dem neuen Namen *Deutschlandfunk*, mit politischen Sendungen.

Während der Winterferien im Februar 1955 klingelte der Postbote. Er brachte ein Telegramm von »drüben«. Meine Mutter las »Willi tödlich verunglückt«.

Mein Onkel in Westfalen war, gemeinsam mit seiner Frau, auf dem Nachhauseweg. Sie liefen nebeneinander an der linken Straßenseite, wie es sich gehörte. Plötzlich kam ein Auto herangerast, erfasste ihn von hinten und schleuderte den Onkel durch die Luft. Er starb noch am Unfallort. Der Fahrer sei der Sohn eines begüterten Fabrikanten gewesen und zu weit links gefahren. Das Gericht sprach ihn jedoch von einer Schuld frei. Die Tante hatte nicht nur den Mann verloren, sondern auch noch die Gerichts- und Anwaltskosten zu tragen.

Zum ersten Mal bekam mein bis dahin positives Westbild Schrammen. Wie durfte das sein, das war doch ungerecht?

Den Sommer verbrachte ich mit meinen Eltern in Ahrenshoop, mit der Klasse ging es nach Rügen. Wir sahen Lohme, Glowe, Stubbenkammer. Die Kreidefelsen waren ein besonderes Erlebnis.

In der Druckerei meines Vaters war bis 1945 die *Bützower Zeitung* gedruckt worden. Das war das Standbein des Betriebes. Nach dem Krieg wurden nur noch andere Druckwerke produziert, darunter auch sogenannte Kollektivverträge von Betrieben. Mitunter wurde ich zum Korrekturlesen mit herangezogen. Vater war nicht unfroh über solche Aufträge, schließlich lebten wir davon. Aber wir belustigten uns mitunter über die Texte. Normale Dinge im Arbeitsprozess etwa wurden als »besondere Schritte« deklariert, die unternommen wurden. Die Bedeutungshuberei war mitunter peinlich.

Meine Freunde und ich begannen in jener Zeit Briefmarken zu sammeln. Das war damals ein beliebtes Hobby, heute ist es fast völlig ausgestorben. Zu Weihnachten wurden wir mit besonderen Marken beschenkt. Die Firma Hans Schütz und Max Nickl in Leipzig C1 schickte uns ihre Angebotslisten ins Haus. Das taten auch andere Philatelie-Geschäfte, etwa von der HO in Berlin. Doch die hatten unter den Sammlern nicht den Stellenwert wie das Haus in Leipzig. Uns traf es darum wie der Blitz, als es hieß, dass die beiden Inhaber enteignet und verhaftet worden waren. »Wegen Preisabsprache zu Lasten der staatlichen Geschäfte«, hieß es zur Begründung, und von illegaler »Monopol-Bildung« ging die Rede..

Zum Jahresende bekamen wir UKW, eine Antenne auf dem Dach und einen störungsfreien, reinen Klang auf allen Kanälen. »Pflichtprogramm« am Sonntag auf *UKW Nord* war der »Internationale Frühschoppen mit sechs Jornalisten aus fünf Ländern mit Werner Höfer«, und auf dem NWDR hörten wir »Die Insulaner«, das Kabarett am Kurfürstendamm in Westberlin von Günter Neumann. Sie sangen stets: »Der Insulaner verliert die Ruhe nicht, / der Insulaner kennt keen Getue nicht, / der Insulaner hofft unbeirrt, / dass seine Insel wieder 'n schönes Festland wird« streichelte nicht nur die Seele der eingeschlossen »Frontstadtbewohner«, es ermutigte auch zum Aushalten und Dableiben. Das war, mit dem Wissen von heute, wirklich visionär. Wobei: Die Grenze war ja damals noch offen, für ganz Berlin galt der Viermächte-Status, nur eben, dass der sowjetische Sektor – offiziell: »das demokratische Berlin« – und die drei Westsektoren durch eine Demarkationslinie getrennt waren. Sie führte von Nord nach Süd quer durch die Stadt, die insgesamt vom »Berliner Ring« umschlossen war. Dort, auf der Autobahn, standen überall Kontrollhäuschen.

Im Herbst 1956 begann die 8. Klasse. In Ungarn eskalierten die tragischen Ereignisse, die uns alle sehr berührten. Über die Westsender hörten wir, dass der Aufstand gegen die bestehenden Verhältnisse und die Besetzung blutig durch Militär niedergeschlagen wurde. Erschütternde Einzelheiten hierüber konnte ich einige Jahre später vor Ort persönlich erfahren.

Ein persönliches Erlebnis: Während einer Reise war bei uns eingebrochen worden. Gestohlen wurde mein Briefmarkenalbum, das inzwischen einen beachtliche Wert erreicht hatte, und einige Micki-Maus-Hefte, was wir zunächst gar nicht bemerkt hatten. Meine Eltern erstatteten Anzeige. Die Kriminalpolizei wurde auch fündig. Der Täter wurde in seiner Wohnung gestellt. Er lag im Bett, mein Briefmarkenalbum unter dem Hintern. So bekam ich es zurück, was mich freute.

Einige Tage später erhielten mein Vater und ich eine Vorladung vom Jugendamt. Dort erzählte man uns, dass der jugendliche Täter mit proletarischer Herkunft gewiss den richtigen Weg finden werde, weshalb man ihm keine Steine in den Weg räumen sollte. Wesentlich bedenklicher hingegen sei die Tatsache, dass es in unserem Hause offensichtlich Schund- und Schmutzliteratur gäbe. »Herr Buhr, Sie haben Ihre Erziehungspflicht gröblichst vernachlässigt. Wir werden Sie schriftlich belehren, dass Sie im Wiederholungsfalle eine Gefängnisstrafe erwartet.«

Mir wegen Donald Duck die Halbwaisenschaft anzudrohnen und meinem Vater noch viel Schlimmeres, das hatte gesessen und blieb fest hängen. Diese Drohung war unmissverständlich und trug nicht dazu bei, sich in diesem Staat wohlzufühlen. Unsere Verunsicherung nahm zu, auch die Angst vor Hausdurchsuchungen und Enteignung.

Vor Weihnachten wurden wir in der Schule aufgefordert, unsere Berufswünsche zu notieren. »Mein Ziel ist es, nach dem Abitur zu studieren. Ich will Arzt werden«, schrieb ich. Und als Alternativwunsch schrieb ich noch einmal: Arzt.

An dieser Lebensentscheidung war mein Vater sehr helfend mitbeteiligt, und ich weiß erst heute wirklich und richtig, was ich ihm damit alles zu verdanken habe. Aber auch meiner Mutter, die mir die Philosophie näher gebracht hatte.

Anfang Januar 1957, noch Ferien und wieder Lübeck. Ich erlebte das bauliche Wachsen der Stadt und besonders das der Kirchtürme der Marienkirche, die inzwischen fertiggestellt waren.

Vor der Heimreise Testfrage meiner Eltern an mich (aus gutem Grund, siehe unten): »Was würdest du sagen, wenn wir nicht wieder zurückfahren und ganz hier bleiben?«

Ich war verwundert bis erschrocken: »Dann würde ich ja meine besten Freunde nie wieder sehen.«

Ostern dann war einer von ihnen weg, von einer Östereich-Reise mit seinen Eltern nicht zurückgekehrt, rumms!

Februar: Zweites Halbjahr der 8.Klasse. Der Antrag auf Zulassung zur Erweiterten Oberschule (EOS) lief noch. Wiederholt kam es bei Schülern, welche die geforderten Leistungen allemal erbrachten, zu Ablehnung wegen der sozialen Herkunft bzw. der Tätigkeit des Vaters. Selbständig bzw. bürgerlich war zu dieser Zeit nicht das, was man eine Empfehlung nennen konnte. Also stand die Angst im Raum, dass ich abgelehnt werden könnte.

Und hier habe ich erst viel später erfahren, was mein Vater dann für mich ein Opfer zu bringen bereit gewesen wäre. Vorausschicken muß ich, dass er mit seinem Betrieb von Beginn an sehr gewinnbringend arbeitete und dann 1923 kam die Inflation. Und alles Ersparte war auf Null gestellt. Neuanfang und wieder volle Leistung und verdiente Einnahmen und dann Kriegsende 1945, und alles zum zweiten mal auf Null. Einen dritten Anlauf gestatteten die Nachkriegsjahre bei den dürftigen Möglichkeiten (ohne Zeitung, die war ja 1945 verboten worden) nicht und es blieb als von ihm im Leben materiell Geschaffenes nur das Haus. Im Falle, dass wir in den

Westen gehen würden, hätte er als nunmehr über 70-Jähriger dort mittellos ein Dach über dem Kopf erbitten müssen.

Und diesen unglaublichen Schritt war er umgehend bereit, zu tun, wenn ich hier bei uns mit Ablehnung der Abiturstufe nicht die Möglichkeit bekommen würde, studieren zu können. Allein diese Haltung schaffte bei mir ihm gegenüber besonderen Respekt und Dankbarkeit auf Lebzeit.

Er selbst wollte als junger Mensch Naturwissenschaft und Medizin studieren. Mit seinem Vater, der eben jene Druckerei führte, war alles geplant und abgesprochen einschließlich der Finanzierung des Studiums. Als mein Vater 16 war, verstarb jedoch sein Vater, mein Großvater. Damit hatte sich sein Studium erledigt: Wer sollte es finanzieren?

Darum – ich greife der Entwicklung vor – schätzte es mein Vater trotz aller Ärgernisse, die ihm die DDR bereitete, dass das Studium hierzulande gratis und damit für alle möglich war. Es hing eben nicht vom Geldbeutel der Eltern ab, ob das Mädchen oder der Junge studieren konnte. Ihm war es in der Kaiserzeit so wenig gegeben wie eben auch später nicht.

Ich erhielt die Zulassung für die Erweiterte Oberschule. Meine Freude war groß, die meiner Eltern sicher noch viel größer.

Meine EOS-Klasse zählte beim Start 36 Schüler, nach vier Jahren waren davon noch zwei Drittel da. Von den zwölf, die uns verlassen hatten, waren lediglich drei in den Westen gegangen. Die anderen verzichteten aus anderen Gründen drauf, 1961 das Abitur zu machen. Die Tatsache, dass angehenden Abiturienten der Besuch in Westdeutschland mehr oder minder untersagt war, wird wohl dafür nicht unbedingt den Ausschlag gegeben haben. Ich hielt mich an das Verdikt – und fuhr wiederholt nach Westberlin, wo es nicht solche nervigen Grenzkontrollen gab wie an der grünen Grenze. Die geteilte Stadt, insbesondere die Westsektoren, faszinierten mich sehr. Das Leben war laut und bunt, wegen der Internationalen Bauausstellung wurde im Tiergarten avangardistisch gebaut. Wohnblöcke ruhten auf V-förmigen Streben und an der Spree spannte sich das Betondach über die Kongresshalle. Das war die Antwort des Westens auf die Stalinallee im Osten im sogenannten Zuckerbäckerstil. Auch in der Architektur spiegelte sich der »Wettkampf der Systeme« wieder. Ich sah auf der einen Seite die moderne, pulsierende Großstadt – und auf der anderen Seite das noch von Ruinen und Kriegsnarben, von Mangel und Tristesse beherrschte Ostberlin, das sich »Hauptstadt« nannte.

Ein Klassenkamerad, dem ich davon vorgeschwärmt hatte, reagierte darauf mit der Feststellung: »Deine ständigen Westreisen versauen dir dein fortschrittliches gesellschaftliches Bewustsein.«

In Westberlin kaufte ich mir die ersten Platten von Elvis Presley und schmuggelte diese, unter dem Hemd versteckt, nach Bützow. Das war nicht gegen die DDR gerichtet, aber trotzdem verboten. Ich fand dies damals wie heute unsinnig. Aber wir wissen, dass es seinerzeit auch in Westdeutschland und Westberlin nicht wenige gab, die Rock'n'Roll auch verboten hätten. Kleinkarrierte gab es zu allen Zeiten hüben wie drüben.

In Berlin nächtigte ich im Fidushaus in Woltersdorf. Fidus war ein bedeutender deutscher Maler des Jugendstils, Vegetarier und Vorkämpfer der Freikörperkultur und hieß mit bürgerlichem Namen Hugo Reinhold Karl Johann Höppener. Er lebte in Woltersdorf im Südwesten Berlins und war dort 1948 verstorben. Und er kam aus Lübeck, wie sehr viele unserer Verwandten. Fidus war mein Großonkel. Das Haus hatte er vor dem Ersten Weltkrieg bauen lassen. 1943 wurde er aus Anlass seines 75. Geburtstages zum »Ehrenprofessor« ernannt. Nimmt man sein Œuvre, so lässt sich unschwer erkennen, dass er ein idealistischer Außenseiter war. Aber nimmt man sein ganzes Leben, auch eine sehr interessante und vielseitige Persönlichkeit.

Und natürlich bekamen wir auch Verwandtenbesuch »von drüben«. Damals kam die Unsitte auf, dass überall »Hausbücher« zu führen waren, in die sich Gäste einzutragen hatten, die über Nacht blieben. Und kamen diese aus der Bundesrepublik, mussten sie sich überdies auf dem Polizeirevier melden. So behielt der Staat die Übersicht, wer wo wann mit wem verkehrte. Diese von vielen nicht zu Unrecht als Schikane empfundene Kontrolle diente in gewisser Weise auch der Gängelung der DDR-Bürger.

In den Sommerferien 1959 nahm ich an einem zweiwöchige Lager der Gesellschaft für Sport und Technik (GST) in Thüringen teil. Für An- und

Abreise, Kost und Logis und das vielfältige Programm mit Tages- und Nachtwanderungen, Kinobesuchen, Tanz, Sport und Spiel zahlten wir ganze zehn Mark. Das gefiel vielen so gut – und ich machte da keine Ausnahme –, dass wir auch im Folgejahr dieses Angebot gern wahrnahmen.

Während der Bahnfahrt nach Thüringen, die über Magdeburg führte, stoppte der Zug auch auf dem dortigen Hauptbahnhof. Ich hatte mein Kofferradio dabei (was seinerzeit diese Bezeichnung wirklich verdiente). Ein starker Sender auf der Mittelwelle überlagerte alle, was nur darauf zurückzuführen war, dass er sich in unmittelbarer Nähe befand. Die Ansage lautete: »Hier ist der *Freiheitssender 904*, der einzige Sender der Bundesrepublik, der nicht unter Regierungskontrolle steht.« Auch unser Lehrer, der bislang stets behauptet hatte, dass sich dieser wie auch der »Deutsche Soldatensender« auf westdeutschem Territorium befinden würden, musste sich eines Besseren belehren lassen. Tatsächlich befand sich die Sendeanlage, wie später bekannt werden sollte, in Burg bei Magdeburg, die vermeintlich westlichen Programme beider Sender wurden in Berlin-Grünau produziert. Das war die Antwort auf das Verbot der KPD in der Bundesrepublik 1956 und auf westdeutsche Sender im sogenannten Zonenrandgebiet, die speziell auf das Gebiet der DDR einstrahlten. Der Krieg im Äther wurde auch mit Störsendern geführt, mit denen die Frequenzen missliebiger Rundfunkstation überlagert wurden. Erst nachdem Willy Brandt 1969

Bundeskanzler geworden war, stellten beide Sender ihre Tätigkeit ein. Irgendwie war das Bemühen auf DDR-Seite verständlich, mit Hilfe von Westmusik ihrer politische Botschaften unter fremder Flagge an die Hörer zu bringen, denn die meisten – mich eingeschlossen – begannen den Tag mit den 7-Uhr-Nachrichten auf NWDR mit dem anschließenden »Gruß an die Zone«.

1960 kam der erste Fernseher ins Haus. Der Bildschirm maß in der Diagonalen 43 Zentimeter, die bewegten Bilder kamen aus Berlin-Adlershof und waren natürlich Schwarzweiß. Erst gegen Ende des Jahrzehnts kam Farbe ins Fernsehen, und es gab drei Programme: den Deutschen Fernsehfunk (DDR), das Erste Deutsche Fernsehen (BRD) und das ZDF. Für jedes Programm brauchte man eine eigene Antenne.

Am Ende des Schuljahres unternahmen wir eine Klassenfahrt nach Potsdam zur Pädagogischen Hochschule. Dabei besuchten wir auch die Hauptstadt. Allerdings fuhren wir »unten herum«. Der kürzere Weg mit der S-Bahn quer duch Westberlin war uns untersagt. Da die längere Zugverbindung vorrangig von Genossen genutzt wurde, die aus ideologischen Gründen Westberlin mieden, nannte der Volksmund diese Bahn »Bonzenschleuder«.

Trotz des »Schnupper-Kurses« an der PH in Potsdam bewarb ich mich für ein Medizinstudium an der Wilhelm-Pieck-Universität Rostock. Ich wurde »vorimmatrikuliert«.

Das Verhältnis zu unseren Lehrern an der EOS war alles in allem gut, sie behandelten uns freundlich und verständnisvoll, die Atmosphäre, trotz gelegentlich auseinanderstrebender Auffassungen, kann nicht anders als angenehm und prägend bezeichnet werden. Vorbildlich für mich war der Deutschlehrer, ein promovierter Pädagoge . Er lebte uns Geradlinigkeit und Prinzipienfestigkeit vor und vermittelte uns, was Respekt, Korrektheit und Verantwortung bedeuteten. Wir erlebten dank ihm und anderen Lehrern die Schule als solide und berechenbare Heimat. Sie gaben uns das Gefühl, dass sie für uns da waren – und nicht wir für die Schule.

Wenige Monate vor dem Abitur unternahmen wir einen Ausflug nach Mestlin, einem sozialistischen Musterdorf. Es gab dort ein beeindruckendes Kulturhaus mit Theater, einem Kaufhaus und vielen modernen Wohnungen. Nicht alle von uns teilten den Optimismus etwa der Lehrer, die uns begleiteten. Sie meinten, dass wäre die Zukunft auf dem Lande. Die Klassenfahrt stand im unmittelbaren Zusammenhang mit dem »Sozialistischen Frühling«, wie man den Abschluss der Kollektivierung der Landwirtschaft im Vorjahr nannte. 1960 gab es de facto in der ganzen DDR keinen Einzelbauern mehr, alle Landwirte hatten sich mehr unter Zwang denn freiwillig in Landwirtschaftlichen Produktionsgenossenschaften zusammengeschlossen. (Dass dies durchaus ein zukunftsträchtiges Wirtschaftsmodell war und ist, erwies sich spätestens nach dem Untergang der DDR. Viele dieser Landwirtschaftsbetriebe behauptteten sich als Agrargenossenschaften erfolgreich gegenüber den westeuropäischen Großbetrieben.)

In jener Zeit, im Frühjahr 1961, warb das Wehrkreiskommando an der EOS Freiwillige. Die NVA war zu jener Zeit eine Freiwilligenarmee, das Gesetz über die Allgemeine Wehrpflicht in der DDR sollte erst 1962 von der Volkskammer verabschiedet werden. Nun war es an unserer Schule üblich, dass sich alle Jungen freiwillig zum Dienst in der Nationalen Volksarmee verpflichteten, bevor sie zum Studium gingen. Das war gleichsam eine gesellschaftliche Verabredung: Der Staat finanzierte Schulbesuch und Studium und erwartete dafür im Gegenzug einen befristeten Staatsdienst. Ich meldete ich also als Freiwilliger für zwei Jahre und füllte die entsprechenden Formulare aus. Wahrheitsgemäß beantwortete ich auch die Frage nach der Zahl meiner Westverwandten und wie oft ich diese besucht hatte. Daraufhin bekam ich eine Einladung ins Wehrkreiskommando. Vielleicht hätte man mich auch so vorgeladen, doch da das Gespräch vornehmlich um diesen Fragenkomplex kreiste, vermutete ich, dass die lange Liste einen gewissen Argwohn provoziert hatte. Die Funktionäre dort wollten also in Erfahrung bringen, wie mein Bild von der Bundesrepublik sei und ob ich in einem bewaffneten Konflikt – von dem man hoffte, dass es ihn nie geben würde, aber mal theoretisch angenommen – auch auf meine Verwandten schießen würde, sofern diese die Uniform der Bundeswehr trügen?

Ich blieb ihnen die Antwort schuldig, und so gab der Leiter sie an meiner Statt: Nein, vor eine solche

Entscheidung sollte ich nie gestellt werden müssen. Darum würden sie mir vorschlagen, meinen Antrag auf einen Dienst in der NVA zurückzuziehen und ersatzweise ein Jahr als Hilfspfleger im Kreiskrankenhaus zu arbeiten, um auf diese Weise mich gegenüber der DDR erkenntlich zu erweisen. Ich solle, um Himmels willen, dies nicht als Diskriminierung verstehen.

Ich verstand es auch nicht so und fügte mich willig wie dankbar in diese Entscheidung, die man für mich getroffen hatte.

Im Mai war der letzte Schultag, danach absolvierte ich die schriftlichen und mündlichen Prüfungen. Mit Trompete, Gitarre und Akkordeon, gekleidet in Schlafanzügen, marschierte die ganze Klasse durch die Stadt. Ein Verkehrspolizist leitete für unseren Marsch den Verkehr um. Am Folgetag kam aus Rostock die Bestätigung, dass ich ab September 1962 – vorausgesetzt, ich hätte das praktische Jahr in der Klinik geleistet – mit dem Studium beginnen könne.

Die letzten Ferien im Sommer 1961 nutzte ich für eine Reise quer durch Westdeutschland. Sie ging von Travemünde bis Heidelberg. In Hamburg unternahm ich eine Hafenrundfahrt. Kein Vergleich mit Rostock, dem einzigen Überseehafen der DDR, der erst im Vorjahr eröffnet worden war. Und der Unterschied besteht bis auf den heutigen Tag, was sicherlich auch auf die Ostsee-Lage zurückzuführen ist. Nach Hamburg, Bremen/Bremerhaven und Wilhelmshaven – ausnahmslos Nordseehäfen – liegt

Rostock hinsichtlich der Umschlagszahlen unverändert auf Platz 4 der deutschen Seehäfen.

Von Hamburg ging es weiter über Düsseldorf, Krefeld, Köln und Koblenz. Dort unternahm ich eine Rheinfahrt nach Assmanshausen. Schließlich Frankfurt am Main, das fast Hauptstadt geworden wäre, hätte sich nicht Adenauer durchgesetzt, der die Hauptstadt vor seinem Wohnort Rhöndorf haben wollte. Nur durch sein Votum entschied man sich für Bonn – wie er eben auch nur mit einer Stimme Mehrheit, nämlich seiner eigenen, 1949 zum Bundeskanzler gewählt worden war. Das war er noch immer, als ich im Sommer 1961 durchs Land fuhr.

Bei Darmstadt entdeckte ich ein normales, dennoch erstaunliches Verkehrsschild: Berlin 553 km, Breslau 706 km, Chemnitz 422 km, Reichenberg 625 km, Königsberg 1.112 km. Es war unschwer zu erraten, wer dieses Schild zu welchem Zweck aufgestellt hatte. Unweit davon stand ein Transparent, das ich auch anderenorts gesehen hatte: »Deutschland dreigeteilt? Niemals!«

Unweit von Heidelberg traf ich an der Bergstraße – einem 60 Kilometer langen Weg durch ein Weinbaugebiet in Hessen und Baden – zunächst einen alten Freund, der vier Jahre zuvor Bützow verlassen hatte. Ich besuchte auch die Apothekerfamilie, die vor fünf Jahren gegangen war. Auch dort gab es ein herzliches Wiedersehen.

Auf den Straßen und auf der Autobahn herrschte für unsere Verhältnisse sehr lebhafter Verkehr mit neuen und modernen Autos. Laut Statistik sollte inzwischen jeder fünfte Bundesbürger einen Pkw besitzen – in der DDR nur jeder 64. Auch die vielen Neubauten beeindruckten oft mit einer für uns futuristisch wirkenden Architektur.

Mitte Juli war ich dann in Berlin, wieder einmal. Im Westberliner Sportpalast besuchte ich ein Panoramakino mit einer Leinwand von 11 mal 33 Metern, auf der drei Projektoren die Bilder zusammenfügten. Abends ging es zum Ostbahnhof. Meine Eltern hatten fürs gute Abi-Zeugnis eine Reise nach Moskau spendiert. Ich teilte mir das Schlafwagenabteil mit zwei gleichaltrigen Jugendlichen. Anderentags erreichten wir Brest, wo es eine technisch bedingte Pause gab: Die Waggons wurden »umgespurt«, d. h. das Unterteil gewechselt – in der Sowjetunion waren die Gleise breiter als in den meisten anderen europäischen Staaten. Das war dem Umstand geschuldet, dass man sich im Zarenreich 1842 für die in den Südstaaten der USA genutzte Spurweite entschieden hatte: fünf englische Fuß, was 1524 Millimeter waren. Die deutsche Spur ist 1435 mm breit.

Nach 36 Stunden, in denen wir bestens mit Speisen und Getränken versorgt worden waren, trafen wir in Moskau ein. Sieben Tage sollten wir uns in der sowjetischen Hauptstadt umschauen. Es gab ein Programm nach unseren Wünschen, und die Veranstalter zeigten sich sehr flexibel. Am ersten Tag besuchten wir die Allunionsausstellung, wo sich alle Sowjetrepubliken präsentierten. Neu für uns war beispielsweise das Bildtelefon. Auf jedem Telefon war ein spielkartengroßer Monitor, auf dem man seinen Gesprächspartner beim Gespräch sah. Zweite Neuheit war das Farbfernsehen, allerdings noch in der Entwicklung begriffen.

An einem anderen Tag besuchten wir das Mausoleum auf dem Roten Platz. Wir als Ausländer wurden an der langen Schlange der Wartenden vorbeigeführt und konnten einen Blick auf Lenins Leichnam werfen. Daneben lag der einbalsamierte Stalin in Uniform. Er sollte später entfernt und an der Kremlmauer bestattet werden.

Wir besuchten ferner ein Panorama-Kino, von dem gesagt wurde, dass es weltweit nur noch eins in Paris und ein weiteres in New York gebe. Der Film lief rundum, das heißt auf 360 Grad rings um den Kinosaal. Das war spektakulär wie unsinnig, schließlich hat man hinten keine Augen. Das erklärt wohl, weshalb sich dies Form des Kinos nicht durchgesetzt hat. Wir Zuschauer standen in der Mitte und drehten uns immer dorthin, wo es am spannendsten war.

In den sieben Tagen wurden wir von einem Germanistikstudenten sehr gut betreut. Wir blieben in Verbindung und korrespondierten noch lange Zeit, und manche Flasche Krimsekt wurde gegen Jeans getauscht.

Anfang August kehrten wir nach Berlin zurück. Ich schlenderte noch einmal über den Ku'damm, um danach nach Bützow zurückzukehren. Weihnachten, so nahm ich an, wäre ich wieder dort.

Das allerdings sollte sich spätestens am 13. August als frommer Wunsch erweisen. Ich lag an jenem Sonntagmorgen noch im Bett, als ich in meinem Kofferradio die Nachricht vernahm, dass in der Nacht die Grenze in Berlin »unter besondere Kontrolle« genommen worden sei. Auch die Grenze zur Bundesrepublik war dicht.

Nicht nur in unserem Hause herrschte helle Aufregung, gar Bestürzung. Allerdings glaubte fast jeder, mit dem ich sprach, dass dies nur eine temporäre Maßnahme sei. Und jeder hoffte, dass es sich um eine möglichst kurze Dauer handeln würde.

Praktisches Jahr und Studium 1961 bis 1968

Anfang September begann ich in unserem Krankenhaus mein praktisches Jahr. Einmal in der Woche gab es für die Vorimmatrikulierten einen Unterrichtstag in der Klinik Schwerin in den Fächern Humanmedizin und Pharmazie. Angenehmer Nebeneffekt dieser Veranstaltung war das Kennenlernen künftiger Kommilitonen.

Als der Herbst sich neigte, bekam ich eine merkwürdige Einladung. Die Oberschwester sagte, sie hätte Besuch gehabt von einem Herrn, der sich als Mitarbeiter des Ministeriums für Staatssicherheit vorgestellt und sich nach mir erkundigt habe. Ich solle mich morgen 15 Uhr bei ihm in der Kreisdeienststelle melden. Was konnte man da von mir wollen? Ich gebe zu, dass ich ein wenig verunsichert war. Auf der anderen Seite: Da die Einladung auf diese Weise übermittelt worden war, konnte es nichts Ernstes sein. Andernfalls hätte man mich abgeholt.

Dennoch blieb die Frage: warum?

Ich meldete mich zur genannten Zeit bei dem Herrn, der mich vorgeladen hatte. Es war um die 30 und trug Zivil. Nicht unbedingt unfreundlich kam er gleich zur Sache. Ein ehemaliger Mitschüler von mir habe Flugblätter drucken wollen, wozu es aber nicht gekommen sei, man wäre schneller gewesen. Doch da er auf die Frage, wo er die gegen »die Mauer« gerichteten Flugschriften habe drucken lassen wollen, hätte er meine Adresse angegeben. Daraus habe man geschlossen, dass ich eventuell in die Sache eingeweiht gewesen bin.

Ich konnte erleichtert aufatmen. Davon hatte ich nun absolut keine Ahnung. Beruhigt gab ich zu Protokoll, dass ich den Kameraden seit Monaten nicht gesehen habe und folglich nichts davon wisse.

»Aber Sie haben doch gemeinsam Geburtstag gefeiert?«

»Ja«, sagte ich, »zum letzten Mal, als wir in der vierten Klasse waren – das liegt über acht Jahre zurück.«

Er schrieb alles in die Schreibmaschine und legte mir dann das Blatt zur Unterschrift vor. Es war alles korrekt wiedergeben. Nur ein Satz war hinzugefügt: dass wir auf seinen Geburtstagsfeiern gemeinsam Westsender gehört hätten.

Nein, widersprach ich. »Das habe ich nicht gesagt. Ich kann mich auch nicht daran erinnern, ob wir damals überhaupt Radio gehört haben, und falls ja, welcher Sender eingestellt war. Das liegt, noch einmal, über acht Jahre zurück.«

Er lächelte mich freundlich an und sagte, ich könne ihm glauben: Es seien Westsender gehört worden.

Ein Wort gab das andere, bis er schließlich das Blatt verärgert zurückzog und zerriss. Dann spannte er einen weißen Bogen mit Durchschlag in die Maschine und hämmerte ein neues Protokoll in die Tasten. Ich unterschrieb dann, dass ich von der Flugblatt-Aktion nichts gewusst und letztmalig vor acht Jahren an einer Geburtstagsfeier des Klassenkameraden teilgenommen habe. Nachdem ich quittiert hatte, konnte ich gehen.

Etwa zur gleichen Zeit setzte sich ein Freund und dessen Freundin ab: Er war mit seinem Boot vom Darss hinüber nach Dänemark gefahren. Der Zufall wollte es, dass es sich um den gleichen Bootstyp »Delphin« handelte, den mein Vater zeitgleich erworben hatte: einen Viersitzer mit Außenborder und Windschutzscheibe. Von unserem Warnow-Grundstück unternahmen wir damit viele Ausflüge flussaufwärts.

Im ausklingenden Jahr unternahm ein Pfleger der Klinik den törichten Versuch, mich für die SED zu werben. Dazu, so sagte er mir, sei er von seiner Parteigruppe beauftragt worden.

Auf meine Antwort, dass dieses für mich nicht infrage kommt, schob er noch nach, ich solle doch bedenken, was ich damit für Vorteile hätte (!). Diese gebotene Steilvorlage nahm ich dankend an und teilte der SED-Kreisleitung mit, dass sowohl nach Marx als auch nach Lenin die Partei ein Hort der Aufrichtigkeit und der Überzeugung ist und nicht ein opportunistischer Sammelhaufen.Meine Intervention schien gewirkt zu haben. Es meldete sich niemand mehr.

Die räumlichen Bedingungen der Klinik waren recht beengt und provisorisch. 1962 wurde ein zweigeschossiger und damals moderner Neubau fertiggestellt, der zwei Stationen mit je acht Dreibettzimmern aufnahm. Für die Patienten und auch für das Personal bedeutete das eine spürbare Verbesserung.

Im April sollte meine Aufnahmeprüfung an der Uni Rostock erfolgen. Nach tagelangen Vorbereitungen machte ich die Nacht davor durch, packte am frühen Morgen die Sachen zusammen und fuhr los. Über 400 hochmotivierte Kandidaten, von den Oberschulen der gesamten DDR ausgewählt und delegiert, traten an. Jeder fünfte, so erfuhr ich später, nahm diese Hürde nicht.

Eine Woche später wurde ich zum Ärztlichen Direktor der Klinik bestellt. Er teilte mir, ein Schreiben in der Hand haltend, mit: »Herr Buhr, Sie haben bestanden, die Universitätsleitung hat Ihre verbindliche Immatrikulation schriftlich bestätigt!«

Ich war der glücklichste Mensch der Welt.

Und sah und ahnte nicht, wie fordernd das Studium werden würde. Wir sollten von Semester zu Semester, von Prüfung zu Prüfung immer weniger werden.

Das praktische Jahr, das mir wertvolle Einblicke in den Klinikablauf vermittelt hatte (wovon ich später als Stationsarzt profitieren sollte) ging im Sommer zu Ende. Ich genehmigte mir im August von meinem ersten selbstverdienen Geld eine zweiwöchige Reise ans Schwarze Meer. Die Bahnfahrt nach Bulgarien dauerte drei Tage, was mich nicht bekümmerte. So sah man viel von der Landschaft. Außerdem teile ich mir das Schlafwagenabteil mit zwei Gleichaltrigen.

Als erstes ging es durch die Tschechoslowakei, dann durch Ungarn, anschließend passierten wir Rumänien. Die Grenzkontrollen waren sehr unterschiedlich. Am lockersten waren die Ungarn und die Bulgaren. Schließlich erreichten wir Varna. Ich faulenzte bei subtropischen Temperaturen am breiten und kilometerlangen Goldenen Strand. Moderne Strandbars luden ein, man spielte aktuelle Musik von jenseits des Großen Teiches, es gab interessante Gespräche mit Einheimischen und Touristen aus anderen Ländern. Ich vermisste zunächst Strandkörbe, stattdessen gab es nur Sonnenschirme. Als ich erstmals die brütende Sonne erlebte, legte ich mich dankbar in den Schatten eines Schirms.

Nach einer wunderbaren Zeit in dieser bergigen Landschaft am Meer rüsteten wir zur Rückreise. Zunächst ging es bis Bukarest. Dort hatten wir einen ganzen Tag zur Stadtbesichtigung, weil erst am Abend der Zug weiterfuhr. Dort erlebte ich zum ersten Mal bettelnde Kinder, was mich sehr berührte.

Budapest und Prag wurden mit kurzen Aufenthalten passiert und dann huschte wir auch schon über die letzte Grenze.

Anfang September fand in der Aula des beeindruckenden Universitäts-Hauptgebäudes die feierliche Immatrikulation statt. 45 Jahre später sollte die *Huffington Post*, eine Online-Zeitung, diese Alma mater zu den 15 schönsten Hochschulen der Welt rechnen. Es war die einzige aus Deutschland und stand gleichberechtigt neben Cambrigde und Oxford.

Wir Neuen, ich eingeschlossen, brannten vor Neugier und Elan, wir waren wild entschlossen, die Höhen der Wissenschaft zu erklimmen.

Die Kapazitäten der Studentenheime war begrenzt, deshalb erhielten nur Studenten dort Quartier, deren Wohnorte weiter als 40 Kilometer von Rostock entfernt waren. Bützow lag hart an der Grenze. Erschwerend kam hinzu, dass ich kein Latein an der Schule gelernt hatte, weshalb ich das Kleine Latinum nachholen musste. Und das ging nur vor oder nach den Lehrveranstaltungen. Daher musste ich mir ein Privatquartier suchen. Durch glückliche Umstände fand ich eine Familie mit einer Zweieinhalb-Zimmer-Neubauwohnung, die mir das halbe Zimmer vermietete. Diesen zusätzlichen Aufwand trugen – neben Kleider- und Verpflegungshilfe – meine Eltern. Mein monatliches Stipendium von 140 Mark hätte dies nicht hergegeben. Ich nutzte das Quartier mehrere Semester.

Vor dem Beginn des Vorlesungs-Programmes ging es noch zwei Wochen in die Kartoffelernte. Diese Ernteeinsätze boten uns (wie wir teilweise erst im Nachhinein feststellten) viel besser Gelegenheit, uns persönlich kennenzulernen, als das unter Hörsaalbedingungen möglich gewesen wäre. Das gaöt besonders für die Abende mit Musik und Bier am Lagerfeuer. Und die Nächte im Heu waren auch sehr lustig,

Dann wurde es Ernst. Der Lehrbetrieb begann. Die Tage und Abende waren straff gefüllt. Zu den ersten Veranstaltungen war eine Art Versammlung mit Vertretern des gesellschaftswissenschaftlichen Bereichs, die uns das Thema »Sicherung der Staatsgrenze« nahebringen wollten. Sie sprachen über Hintergründe und Zusammenhänge, von objektiven und subjektiven Faktoren. Dann erkundigte man sich, ob es noch Fragen gäbe.

Ich melde mich: »Ich begreife nicht, weshalb mein Vater nicht zur Beisetzung seiner Schwester nach Dortmund hat fahren dürfen.«

Man räusperte sich vorn auf dem Podium. Dann sagte einer: »Ja, in speziellen Fällen sind persönliche Härten nicht ganz vermeidbar.«

Danach herrschte Ruhe in Saal. Niemand hatte mehr eine Frage.

Neben der fachlichen Ausbildung in vorklinischen Fächern wie Physik, anorganische und organische Chemie, Zoologie und Botanik gab es auch ein sogenanntes Grundlagenstudium, bestehend aus marxistisch-leninistischer Philosophie, politischer Ökonomie und wissenschaftlichem Kommunismus. Das gab es in allen Studienrichtungen. Die Vorlesungen waren nur schlecht besucht. Von Mal zu Mal kamen weniger Studenten, ich vermute: am Ende waren es keine zehn Prozent von unserem Studienjahr, die dort noch hingingen. Es lag aber nicht primär am Stoff, sondern an dessen Vermittlung. Es schwang dort mancher Professor aus dem Gewi-Bereich den Holzhammer: Gewi stand für Gesellschaftswissenschaften.

Eine ehemalige Mitschülerin, die an der gesellschaftswissenschaftlichen Fakultät studierte, klagte mir einmal, dass bei den Medizinstudenten offenkundig besondere Abneigung gegenüber ihrem Fachbereich bestünde. War das ein Wunder bei soclhen Lehrkräften?

In meiner Seminargruppe studierten 25 Frauen und Männer, lediglich zwei gehörten der SED an.

Im Juni 1963 fand das Vorphysikum statt. Es war die erste Hürde, die genommen werden musste. Wer dort hängen blieb, für den war das Studium zu Ende. In den Heimen wurde bis Mitternacht gelernt. Ich genoss das Privileg, jederzeit ungestört arbeiten zu können .

Zu Sommeranfang stand fest, dass etwa 70 von uns es nicht geschafft hatten. Nun waren wir noch etwa 250. Die Semesterpause nutzte ich zur Entspannung nach dieser harten Zeit. Mit zwei Freunden wanderte wir durch ein Gebirge, plötzlich standen wir vor einem Schild: »DDR-Staatsgrenze. Passieren verboten!« Wir drehten um und kamen zu einer Gaststätte, die aber geschlossen hatte. Wir ließen das Schild »Geschlossene Gesellschaft« mitgehen und hängten dieses auf dem Rückweg neben jenes mit dem Hinweis auf die Staatsgrenze. Das fanden wir ungemein witzig.

Andere offenkundig nicht. Denn als wir gegen Abend ins Dorf zurückkehrten, in welchem unser

Quartier lag, herrschte dort rege Betriebsamkeit. Alle Fremden wurden kontrolliert. Auch wir mussten unsere Papiere vorweisen und die Frage beantworten, wo wir gewandert wären und wir uns gegen 11 Uhr aufgehalten hatten. Um diese Zeit hatten wir eben dieses Schild am Grenzzaun angebracht. Keine Frage, entweder hatte uns jemand dabei beobachtet oder die Grenzer hatten unmittelbar danach das Schild entdeckt.

Jetzt erst wurde uns klar, dass wir eine Fahndung ausgelöst hatten. Mein Freund kannte sich in dieser Gegend bestens aus, und so schilderte er eine weit abseits gelegene Wanderroute, die wir angeblich genommen hatten, womit wir aus dem Kreis der Verdächtigen ausschieden.

Wir sprangen dem Teufel von der Schippe und durften passieren. Das hätte ins Auge gehen und Haftstrafe und Studienverbot bringen können.

Apropos Auge. Ich hatte mir inzwischen eine Schmalfilmkamera zugelegt und experimentierte mit Trickfilmen. Einer ging so: Man blickte durch ein Zielfernrohr,und im Fadenkreuz stand ein Mensch an der Mauer – womit ich die Losung, dass im Mittelpunkt der Politik der Mensch stünde, wörtlich nahm. Dann fällt ein Schuss und der Mann fällt um. Hinter ihm erhebt sich ein weiterer – Schuss und umfallen. Das geht immer so weiter, bis zu einem fiktiven Horizont, und der Weg dorthin wird von Leichen gesäumt.

Den Streifen habe ich verschiedentlich aufgeführt, bis ich eines Tages von einem Freund informiert wurde, dass er von der Stasi befragt worden sei, ob er Filme von mir kenne. Was der natürlich bestritt. Ich habe noch in der gleichen Nacht den Trickfilm vernichtet in der Sorge, dass ich Besuch bekommen würde.

In den 64er Sommerferien reiste ich mit einer Jugendgruppe nach Ungarn. Die erste Woche verbrachten wir in einem modernen Jugendtourist-Camping an der unwahrscheinlich breiten, aber kaum blauen Donau. Fast alle älteren Einheimischen sprachen fließend Deutsch, das rührte wohl noch aus jener Zeit, als Ungarn zur Habsburger Monarchie gehörte. In denDörfern in der Umgebung gab es urige Weinkeller zu besichtigen und zu testen.

Die Woche darauf ging es nach Budapest. Hier lernte ich entfernte Verwandte von mir kennen, die mir die Stadt zeigten. Fast überall waren noch Spuren vom Oktober 1956 zu sehen. Der Onkel erzählte mir, dass er am Ufer der Donau von einem sowjetischer Offizier gefragt worden sei, ob das der Nil sei. Offenkundig wusste er nicht, wo er sich befand. Zur gleichen Zeit, wir erinnerten uns, wurde auch in Ägypten gekämpft.

Mein Cousin erinnerte sich, dass die Truppen der Sowjetarmee, die Budapest besetzten, mit Schützenpanzerwagen in Zweierreihen durch die Straßen gerollt seien, wobei das erste Fahrzeugpaar links und rechts in die Parterrewohnungen gefeuert hätten, die beiden nächsten Fahrzeuge hätten in die ersten Etage geschossen, das dritte SPW-Paar habe mit den Bordwaffen das zweite Geschoss bestrichen.

Die Freundin meiner Cousine überlebte diese Ereignisse nicht. Sie hatte nicht rechtzeitig ihr Haus erreicht und war, da offiziell Ausgangssperre herrschte, erschossen worden. Berichte wie diese gingen mir unter die Haut.

Das Herbstsemester in Rostock begann wieder mit der Ernteschlacht. Es ging wieder auf den Kartoffelacker.

Im Januar 1965 erfolgte das Physikum. An ihm scheiterten nochmals etwa 70 Studenten, so dass wir nur noch rund 180 von einstmals 400 waren. Die aber machten dann ihren Weg.

Das Bergfest im Mai wurde rauschend begangen. Ich hielt alles in bewegten Bilder auf acht Millimetern fest. Die Filme sorgen später bei unseren Absolvententreffen regelmäßig für Heiterkeit.

Im Sommer fuhr ich wieder nach Budapest. Das Bahnticket, daran sollte erinnert sein, kostete hin und zurück ganze 83 Mark.

Der »Pannonia-Express« startete in Berlin, ich hatte bis dahin noch ein paar Stunden Zeit und schlenderte durch die Stadt. Inzwischen hatte der Springerverlag unmittelbar hinter der Mauer ein Hochhaus gesetzt. Davor dehnte sich Brachland. Ich lief die Jerusalemer Straße hinunter und wurde von einem Grenzer unfreundlich gestoppt.

Es war ein angenehmer Frühsommer-Abend, oder um mit den Worten meiner zeitweiligen »Gastgeber« zu sprechen, ein »Vorabend«, nämlich der des 17. Juni: Und wenn es ein Datum gab, bei dem in Ostberlin alle Glocken schrillten, so war es dieses. Der Grenzer rief gleich nach Verstärkung. Ich musste meine Papier vorweisen und wurde befragt. Einer erklärte mir: »Sie wohnen in Bützow, studieren in Rostock, wollen angeblich nach Budapest und halten sich direkt an der Staatsgrenze auf? Da stimmt doch was nicht. Ich nehme Sie wegen des Verdachtes auf Vorbereitung einer Provokation vorläufig fest!«

Zwei Grenzer führten mich »zwecks Klärung eines Sachverhalts« in eine Baracke. Ich musste mich gegen Wand lehnen und die Beine breiten, dann tastete man mich ab und kontrollierte alle Taschen. Alles, was ich bei mir trug, wurde in einen Nebenraum getragen. »Sie haben ja gar kein Gepäck«, sagte einer. »Wollen Sie so nach Ungarn?«

»Mein Koffer ist in der Gepäckaufbewahrung am Ostbahnhof, der Belegschein ist in den Sachen, die Sie mir abgenommen haben.«

»Das haben wir auch gesehen. So dumm, wie Sie denken, sind wir nicht.«

Noch zwei Stunden bis zur Abfahrt des Zuges.

Nach einer gefühlten Ewigkeit erschien ein Offizier. Dieser stellte sich höflich vor, sagte, dass wegen des Jahrestages erhöhte Alarmbereitschaft herrsche, da lägen die Nerven ein wenig blank. Er entschuldigte sich für die Unannehmlichkeit und wünschte mir eine gute Reise.

Die hatte ich auch.

Am übernächsten Tag erreichte ich Budapest, eine Stadt, die für uns seinerzeit als »Westersatz« galt. Mir gefielen diverse historische und auch moderne Bauten. Ich stöberte in Antiquariaten und fand Bücher, die es in der DDR nicht gab. Nach zweitägiger Stadtvisite reiste ich mit meinem Cousin zum Camping an den Balaton. Auch hier beeindruckte moderne Architektur, aber auch die Natur mit dem in Bergen eingebetteten Plattensee. Teil drei dieser Reise endete in einem malerischen Dorf an der Donau.

Auf der Rückreise stieg ich in Prag aus. Die Goldene Stadt an der Moldau besaß eine einzigartige Atmosphäre. An den Kiosken und in den Hotels gab es sogar westliche Zeitungen.

Die Ferien gingen zu Ende und der Lehrbetrieb in Rostock begann wieder. Inzwischen war eine gesetzliche Regelung erlassen worden, nach der Altersrentner besuchsweise die DDR Richtung Bundesrepublik verlassen durften. Anlass für die Uni, einen politischen Abend mit mehreren Referenten zu organisieren, um aktuellen Diskussionsbedarf zu bedienen. Erste Frage im Hörsaal: Warum können wir als Jugendliche nicht reisen? Oder anders gefragt: Warum müssen wir bis zur Rente warten?

Die dämlichste aller denkbaren Antworten wurde gegeben: »Um Sie vor den Gefahren einer solchen Reise zu schützen«.

Nach einer Pause fragte ich: »Und warum setzen wir dann unsere alten Menschen diesen Gefahren aus?«

Der Abend war gelaufen.

Im Juni 1966 begann der erste Teil des Staatsexamens. Danach musste ich mich nach einer neuen Bleibe für die nächsten zwei Jahre umsehen. Die Kinder meiner Vermieter waren inzwischen so groß, dass sie das halbe Zimmer brauchten. Ich fand einen kleinen Kellerraum. Der sollte mein neues Heim sein.

In den Ferien reiste ich eine Woche nach Warschau und Posen. Der originalgetreue Wiederaufbau der von uns Deutschen zerstörten polnischen Hauptstadt faszinierte mich. Nahezu jeder Pole, mit dem wir sprachen, hatte einen lebendige Erinnerung an den Krieg, keine Familie, in der nicht jemand umgebracht worden war. Dennoch behandelten sie uns Deutsche mit Freundlichkeit.

Das Jahr 1967 begann mit einer Reise ins Erzgebirge. Mit mehreren Freunden ging es zum Wintersport. In unmittelbarer Nähe lag die Grenze zur Tschechoslowakei. Ein Abstecher auf den Keilberg verlief problemlos. Es gab lediglich eine Ausweiskontrolle.

Nach dem zweite Teil des Staatsexamens im Juni arbeitete ich an meiner Dissertation, der Sommerurlaub musste ausfallen.

Ich hatte meine Tante in Lübeck um Zusendung eines Psychologielehrbuchs von C. G. Jung gebeten (»Die Beziehungen zwischen dem Ich und dem

Unbewussten«). Da wissenschaftliche Literatur (theoretisch) nicht dem sonstigen Verbot der Einfuhr von Druckerzeugnissen aus der Bundesrepublik unterlag, ich aber aus Erfahrung skeptisch war, bat ich die Tante, dass sie das Buch als Einschreiben schicken sollte. Es kam prompt an ihre Adresse zurück. Ich monierte bei der Zollverwaltung in Schwerin und bekam dort eine nicht sonderlich befriedigende Anwort. Daraufhin schrieb ich an die Zollverwaltung in Berlin. Auch deren Chef schrieb mir nichts anderes, dass er bedauere, aber er könne nichts zum Grund sagen, weil er ja das Buch nicht kenne. Es läge ihm nicht vor.

Da, so ließ ich ihn wissen, könne ich Abhilfe leisten. Ich werde meine Tante bitten, dieses Buch direkt an ihn zu senden, damit er es in Augenschein nehmen und, sofern es keinen anstößigen Inhalt habe, dann an mich weiterleiten könne.

Nach drei Monaten bekam ich eine Vorladung zur Zollstelle in Warnemünde.

Als ich eintrat, sah ich bereits das Buch auf dem Tisch liegen. Beim Aushändigen bekam ich zu hören: »Dies ist kein Präzedenzfall, sondern absolute Ausnahme!« Ich solle künftig von solcher Art Zustellung Abstand nehmen.

Keine Begründung und keine Rechtfertigung. Lediglich die in rauem Ton vorgetragene Forderung, dass ich die Einrichtung umgehend zu verlassen hätte. Die raue Seeluft draußen gefiel mir wesentlich besser. Aber ich hatte nun »mit staatlicher Unterstützung« das Buch.

Eine Neuheit im häuslichen Bereich: Inzwischen gab es Konverter, mit denen man das ZDF empfangen konnte. Auf fast jedem Hause wachsen Antennenbäume, an denen keiner mehr Anstoß nahm. Man lebte real in der DDR und virtuell in der BRD.

Nach dem ersten Prüfungsabschnitt des dritten Teils des Staatsexamens im Frühsommer 1968 feierte ich mit zwei Studienfreunden bei mir zu Hause. Soviel, wie es zu erzählen gab, reichte die Zeit knapp bis zum frühen Morgen. Bei strahlendem Sonnenaufgang kletterte einer der Gäste über Balkon und Fassade bis auf das Dach zur Fernsehantenne, hielt sich an deren Stange wie an einem Laternenpfahl, und rief in die stille Morgenstimmung zur gegenüberliegenden SED-Kreisleitung herüber: »Seit es einen Dubček gibt, habe ich vor euch keine Angst mehr!«.

Für uns blieb das folgenlos.

Aber dann kam der 21. August und der Einmarsch von Truppen des Warschauer Paktes (ohne die der NVA) in die Tschechoslowakei. Und damit war der »Prager Frühling«, an den viele Menschen Hoffnungen knüpften, beendet. Es blieb bei vielen Trauer und Resignation.

In Rostock traf ich einen Schulfreund, mit dem ich vier Jahre lang zur Penne gegangen war. Er hatte Architektur studiert und arbeitete bereits.

»Du hast es gut« erklärte er mir lachend. »Dir kann keiner vorschreiben, welche Therapie du deinem Patienten verordnest.«

Ich sollte diese Bemerkung erst später begreifen.

Facharztausbildung 1968 bis 1973

Im Herbst 1968 erhielt ich die Approbation als Arzt und begann meine Facharztausbildung für Innere Medizin, die über fünf Jahre gehen sollte. Ich begann damit im Kreiskrankenhaus Bützow. Vertraglich waren drei Jahre Hospitation an der Medizinischen Universitätsklinik Rostock vorgesehen, das letzte Jahr absolvierte ich dann jedoch in der Medizinischen Klinik des Bezirkskrankenhauses Schwerin, da das Facharzt-Examen dort stattfinden sollte.

Im Spannungsfeld der politischen Konstellationen und Widersprüche war für uns natürlich auch unserer eigener rechtliche Status von Bedeutung.

Bei der Gelegenheit lernte ich als erstes den fundamentalen juristischen Unterschied zwischen der ärztlichen Versorgung und dem Selbstverständnis der Mediziner bei uns und in in der Bundesrepublik kennen. In der DDR handelte der Arzt rechtlich im gesellschaftlichen Auftrag zum Wohle des Einzelnen, daher galt jeglicher Eingriff als zielorientiertes Handeln im Interesse der Patienten. In der BRD stellte (und stellt) grundsätzlich jeder ärztliche Eingriff – von der Venenpunktion aufwärts bis zur kompliziertesten Operation – den Tatbestand einer Körperverletzung dar, der nur durch das Einverständnis des Patienten aufgehoben wird.

Dieses Herangehen aber, die Selbstbestimmung des Patienten höher zu bewerten als die Pflicht des Arztes zu helfen und zu heilen, führt zu den aberwitzigsten Verfahren. Beispiel: Ein älterer herzkranker Mann fiel bewusstlos um. Ein zufällig anwesender Arzt stellte einen akuten Herzstillstand fest und begann unverzüglich mit der extrathorakalen Herzmassage. Diese kann bekanntlich nur dann effektiv sein, wenn sehr kräftiger Druck erfolgt, um den Brustkorb einzudrücken. Dabei brachen zwei Rippen, zumal sie altersbedingt etwas spröde und brüchig waren. Die Anstrengung selbst aber war erfolgreich, das Herz schlug wieder, der Mann erlangte das Bewusstsein, sein Leben war gerettet. Da er aber – notgedrungen – zuvor keine schriftliche Einwilligung erteilt hatte, zeigte er den Arzt wegen vorsätzlicher Körperverletzung an. Die Klage wurde zugelassen.

Die Wertung dieser beiden unterschiedlichen Rechtsauffassungen von der Tätigkeit eines Arztes überlasse ich dem Leser. Ich fand – trotz verschiedentlicher Probleme, die ich in der DDR-Gesellschaft hatte – den rechtlichen Status als Arzt in der DDR logischer und vernünftiger als den in der BRD. Als Mediziner fühlte ich mich hier juristisch korrekter und sicherer bewertet und aufgehoben. Dem habe ich ich auch mehr als 45 Jahre später nichts hinzuzufügen.

In Bützow absolvierte ich meinen ersten Nachtbereitschaftsdienst für Notfall-Hausbesuche. Die Auffüllung des Bereitschaftskoffers war, insbesondere hinsichtlich der Formulare, vorgegeben. Wir hatten mitzuführen: Rezept-, Arbeitsbefreiungs-, Einweisungs-, Transport- und auch Totenscheine (ich glaube fünf Stück). Natürlich wollte ich alles korrekt, fristgemäß und vollzählig ausstatten und ging darum am frühen Nachmittag meines ersten Nachtdienstes in die Verwaltung. Ich erhielt alle Papiere, nur Totenscheine waren gerade nicht vorrätig. Die dortigen Mitarbeiterinnen, die meine Vorschriften über den Inhalt der Bereitschaftstasche nicht kannten, fragten mich, warum ich bis 19 Uhr unbedingt fünf Totenscheine benötigte.

Meine Antwort: »Dann beginnt mein erster Notdienst« sorgte natürlich für beste Unterhaltung.

Mein Promotionsverfahren ging 1969 in die Endphase. Der Ärztliche Direktor des Zentralinstitutes für Diabetes in Karlsburg, bei dem ich die Arbeit absolvierte, teilte mir überraschend mit: »Da Sie durch Ihre Doktorarbeit bewiesen haben, dass Sie zu wisschenschaftlicher Arbeit fähig sind, frage ich Sie, ob Sie nicht als wissenschaftlicher Assistent in unserem Institut arbeiten möchten?«

Diese Offerte war aus verschiedenen Gründen sehr interessant, immerhin war Karlsburg eine Leiteinrichtung der Diabetes-Forschung innerhalb der RGW-Länder.

Nach Abwägung des Für und Wider entschied ich mich dann doch zur Rückkehr nach Bützow. Als frisch gebackener »Dr. med.« übertrug man mir die

Aufgabe eines Stationsarztes. »Eine völlig unpolitische Tätigkeit«, wie Freunde fast neidisch meinten.

Die es aber nicht war – wie eigentlich in der DDR keine Tätigkeit »unpolitisch« war. Wobei dies sehr weitgefasst war.

Mein erstes »Politikum« bestand in einem Zusammenstoß mit einer »höhergestellten Persönlichkeit«, die ich aus dem Zimmer verwies. Es gab reguläre Besuchszeiten, aber Besuche waren auch außerhalb dieser Zeiten möglich, setzten aber vorherige Anmeldung bei der Stationsleitung voraus. Jener Mensch aber meinte Kraft seines Amtes sich darüber hinwegsetzen zu können und betrat das Zimmer, in welchem nicht nur seine Frau, sondern auch noch zwei andere Patientinnen lagen, von denen eine gerade gewaschen wurde. Woran zwar nicht er, aber die anderen Frauen zurecht Anstoß nahmen. Als ich das mitbekam, warf ich den Mann kurzerhand raus. Die Schwester war einerseits dankbar für diese Intervention, fürchtete aber Folgen. »Wissen Sie denn nicht, wer das war?«

Das sei mir wurscht, sagte ich, niemandem würden hier Sonderrechte eingeräumt werden.

Ich ließ die Sache nicht auf sich beruhen. Unser Hausnachbar, ich erwähnte es bereits, war die Kreisleitung der SED. Dort fragte ich an – und bat um eine Antwort, da ich dieser Frage prinzipielleBedeutung beimaß –, ob ich mit meiner Annahme richtig liege, dass in unserem Lande jedermann und jedefrau vor dem Gesetz gleich sei. Dies sei jedenfalls in einem Rechtsstaat so üblich. Eine schriftliche Antwort erhielt ich nicht. Wohl aber behandelte fortan die »höhergestellte Persönlichkeit« das Personal und mich mit ausgesuchter Höflichkeit und hielt sich an die Regeln.

Bevor ich meinen ersten Jahresurlaub als Arzt antrat, landeten die Amerikaner auf dem Mond. Den Wettlauf um den ersten benannten Weltraumflug hatten die Sowjetunion 1961 gewonnen, den zum Mond die USA. Präsident Kennedy hatte den Gagarin-Flug zum Anlass genommen zu fordern, dass noch vor Ablauf des Jahrzehnts ein Amerikaner auf dem Mond landen und von dort zurückkehren sollte. Das war nunmehr im Juli 1969 geschehen.

Zwar vermeldete auch das *Neue Deutschland* die Weltnachricht auf der ersten Seite mit Bild, aber eben in Schwarzweiß. Meine Mutter brachte von ihrer Rentnerreise nach Lübeck den *Stern* mit. Da war die Nachricht ebenfalls Titelthema, aber eben in Farbe. Fortan registrierte ich mehr Besucher in meinem Dienstzimmer als zuvor. Kein Wunder: Ich hatte das Farbfoto von der bemannten Mondlandung unter meiner gläsernen Schreibtischplatte deponiert.

Die Ferien verbrachte ich auf der Krim. Die Hinreise erfolgte über Moskau. Ich fand, dass sich in den verflossenen acht Jahren, seit ich zum ersten Mal dort gewesen war, vieles positiv verändert hatte. Es war viel und modern gebaut worden, auf den breiten Straßen lärmte der Verkehr, das Angebot in den

Geschäften war bunter und umfangreicher als damals. Es herrschte, wie Gespräche verdeutlichten, eine erkennbare Aufbruchstimmung.

Nach der Landung auf der Krim, dem »östlichen Teneriffa«, bezog ich eine sehr gut ausgestattete Unterkunft in bester Lage an einem Berghang von Jalta. Von meinem Fenster hatte ich eine wunderbare Aussicht. Gebirge und Meer gleichzeitig. Die erste Wanderung führte mich zum Gipfel des Jailagebirges, etwa 1.500 Meter hoch. Auf dem Wege dorthin wanderte ich zunächst durch die Wolken und dann über ihnen.

Der geschichtsträchtige Kurort verfügte über eine wunderbare, palmenreiche Strandpromenade mit vielen attraktiven Restaurants. Bei einer Schifffahrt auf dem Meer erlebte ich neben einem einzigartigen Panorama viele interessante Begegnungen und Diskussionen.

Zwei Wochen ließ ich die Seele baumeln.

1970 wechselte ich an die Medizinische Klinik der Universität Rostock, um dort meine Ausbildung fortzusetzen. Und wie in der Studentenzeit charterte ich wieder »eine Bude«, um die Zeit bestens ausnützen zu können. Im September wollte ich in den Kaukasus, doch unsere Reisegruppe strandete bereits in Moskau. In der Kaukasusregion war die Cholera ausgebrochen, weshalb die Gegend für Touristen gesperrt worden war. Darüber wurde Stillschweigen gewahrt. Bei meinen Recherchen stellte ich fest: In der Tagespresse der DDR tauchte im ganzen September 1970 nur einmal das Wort »Cholera« auf – und zwar am 18. September in einer kleinen Meldung. In Syrien, so hieß es, sei die Gefahr einer Cholera-Epidemie gebannt. Keine Silbe, kein Hinweis auf die Sowjetunion und den Kaukasus!

Der Veranstalter Intourist mühte sich um Ersatz. Während einige Reiseteilnehmer verärgert nach Hause flogen, brachen wir nach Mittelasien auf und besuchten Taschkent, Samarkand und das Tienschan. Zum ersten Mal in meinem Leben verließ ich Europa.

In Samarkand erlebte ich auch erstmals die Spannungen zwischen den Ethnien in der Sowjetunion, von denen ich bis dato keine Ahnung hatte. Nach einem beeindruckenden Ausflug in den Pamirausläufer nahmen wir an einer großen Hochzeitsfeier mit etwa 100 Gästen teil. Das Brautpaar bat uns, auf einer Bühne deutsche Volkslieder zu singen. Das war nach ein paar Gläsern Wodka kein Problem und machte allen Spaß. Fröhliche und herrliche Stimmung. Einer von uns machte dann der sehr attraktiven Braut ein Kompliment und sagte: »Was für bildhübsche russische Augen!« Sofort erstarb die lärmende Fröhlichkeit. Die Gesichter der Usbeken gefroren zu Eis. Wir konnten uns nur noch schweigend vom Hof trollen.

Im zweite Quartal 1971 hatte ich die Möglichkeit einer Hospitation in der Karlsburger Diabetesklinik. Die dort gewonnenen Kenntnisse und Eindrücke waren für meine weitere berufliche Entwicklung richtungweisend. Ein Kollege dort, mit dem ich

Freundschaft schloss, meinte doppeldeutig-ironisch: »Wer einmal am Zucker geleckt hat, kommt nicht mehr davon los!« Er sollte auch in meinem Fall Recht bekommen.

Der nun schon traditionelle September-Urlaub ging wieder in die Sowjetunion. In Moskau bestieg ich ein Flugzeug, mit dem es über 5.000 Kilometer Richtung Osten ging. Hinter Irkutsk ging es weiter mit der Transsibirischen Eisenbahn. Das war ein abwechslungsreiches Abenteuer. Jeder unterwegs zugestiegene Reisegast packe seine mitgebrachten Lebensmittel auf den Tisch und alle bedienten sich von allem. In einem Dorf am Ufer des Baikal-Sees halfen wir beim Stopp einer Familie beim Aussteigen und trugen deren Gepäck nach Hause, wo wir zum Tee eingeladen wurden. Alle Häuser waren aus Holz, die Inneneinrichtungen ansprechend und gemütlich. Jeder Einwohner, der sich ein Haus bauen wollte, holte das Holz aus der Taiga und musste lediglich den von ihm abgeholzten Bereich wieder aufpflanzen.

Bei einem Ausflug in die Taiga hatte unser Kleinbus eine Panne. Wir liefen zu einer Straßenkreuzung. Dort standen mehrere Wegweiser: Nach 1.254 km gab es die Stadt A, rechts ging es 847 km weit zur Stadt B. Da wurde uns bewusst, warum Pkw hier sinnlos waren und weshalb Fliegen mit der Aeroflot billiger war. Nach einem Ausflug zum Wasserkraftwerk Bratsk brachte uns ein Taxi zum Flughafen. Es stoppte unter der Tragfläche des Flugzeuges nach Irkutsk. Wir steigen ohne jede Kontrolle und Leibesvisitation ein wie in einen Bus.

Unter uns lag der tiefblaue Baikal mit dem saubersten Wasser eines Binnensees, auf der gegenüberliegenden Seite war schneebedecktes Hochgebirge zu erkennen. Einmal badeten wir in dem 7 Grad klaren Wasser. Es war kein Genuss, weil es so kalt war. Aber 7.000 Kilometer von daheim mussten wir in den See springen – allein wegen der Mitteilung: Ich habe im Baikal gebadet!

Meine Freundin Marion und ich kannten uns schon seit mehreren Jahren. Im Oktober 1971 nahmen wir uns etwas ganz Besonderes vor: Wir heirateten in Warnemünde und feierten im obersten Stockwerk im Hotel NEPTUN, das soeben fertiggestellt worden war. Als eine Fähre Richtung Dänemark auslief, sagten wir uns: Zur Goldenen Hochzeit sind wir Rentner – dann können wir auch mit dieser Fähre fahren. Wir mussten dann jedoch nicht mehr 50 Jahre warten. Das war damals allerdings nicht absehbar.

Verschiedene Kurse und Lehrgänge begleiteten die laufende Ausbildung. Ziel des September-Urlaubes 1972 war erneut der Kaukasus, diesmal klappte es. Dieses Gebirge ist mit den Alpen nicht vergleichbar. Es ist größer und noch wuchtiger, und vor allem unberührter. Man hat das Gefühl in manchen Gegenden, dass hier noch nie jemand gewesen und man selbst der erste Besucher sei.

Zu viert unternahmen wir eine über 500 km weite Tagesreise mit dem Taxi. Im Dombaital bestiegen wir ein Dreitausender. Am Talende erstreckte sich eine wild aussehende Reihe von rauen Felsen. Ein Einheimischer sagte: Im Volksmund hießen diese Kettenberge »Die Zähne der Schwiegermutter«. Wahrscheinlich ist das auf der ganzen Welt so.

Während einer Fahrt an steilem Abhang vernahmen wir explosionsartige Geräusche. Wir stiegen aus. Geröll polterte auf die Straße. Etwas später kamen zwei Männer. »Ja, wir sprengen hier gerade«, sagten sie. Bei uns in dicht besiedelter Zivilisation wäre alles kilometerweit und tagelang abgesperrt gewesen. In dieser Einöde schien das verzichtbar. Wir besuchten den Elbrus und auch Gori, den Geburtsort Stalins. In allen Restaurants waren Portraits von ihm zu sehen. Auch sein Geburtshaus konnte besichtigt werden, das von einem noch größeren Haus aus Stein ummauert worden war. Die Georgier waren stolz auf ihren Landsmann, der Hitler bezwungen und die Sowjetunion zur Weltmacht geformt hatte. (»ER war einer von uns.«) Über den Preis sprach man nicht.

Vor dem Abflug von Kislowodsk nach Tiflis luden uns Bergsteiger zum einem Festessen ein. Angenehme Bekanntschaften und interessante Gespräche.

Nach dem Urlaub wechselte ich von der Rostocker Klinik an die Schweriner. Auch dort mietete ich mir ein Zimmer für ein Jahr. Inzwischen war unser erstes Kind zur Welt gekommen.

Zur stationären Behandlung kam ein Patient aus einer anderen stationären Einrichtung – aus dem Strafvollzug. Es handelte sich um einen »Kollegen«, der als Kreisarzt tätig gewesen war. Er hatte sich in die Funktion geschlichen, indem er angab, während des Krieges alle persönlichen Dokumente verloren zu haben. Tatsächlich besaß er keine Approbation als Arzt, er war ein Hochstapler. Seine organisatorische Qualifikation hatte er in der Verwaltung eines Krankenhauses erworben. Inzwischen 50 Jahre alt, hatte er ein Medizinstudium begonnen. Und tatsächlich hoffte er auf sein Comeback als Kreisarzt. Ich weiß nicht, was aus ihm geworden ist. Ganz gewiss kein Kreisarzt.

Das letzte Ausbildungsjahr hatte ich durchgehend für Studienzwecke genutzt. Anfang November war es dann soweit. Das Facharzt-Examen begann. Ich war als Zweiter an der Reihe. Der vor mir kam nach einer Stunde durchgefallen aus dem Examensraum. Dann trat ich ein und erlebte die umfassendste Prüfung meines Lebens. Ich konnte es kaum fassen: ich schaffte es!

Poliklinische Tätigkeit 1974 bis 1990

Bis Ende März 1974 absolvierte ich zusätzlich eine Röntgenausbildung, dann begann im April meine Tätigkeit in der Kreispoliklinik Bützow. Der administrative Bereich versuchte aus taktischen und persönlichen Gründen, meine Status- und Gehaltseinstufung ziemlich weit unten anzusiedeln, schlechter jedenfalls, als rechtlich angemessen und gefordert war. So aktivierte ich schon vor Arbeitsantritt einen Rostocker Anwalt. Mit Erfolg. Er erreichte, dass der mir gesetzlich zustehende Status zugestanden werden musste. Es ging mir nicht in erster Linie um den Differenzbetrag, sondern vorrangig darum, wie man miteinander umgeht. Und dies unmissverständlich geklärt zu haben, trug zu meinem sozialen Wohlbefinden erheblich bei. Dann konnte es mit Freude und Elan losgehen.

Jährlich nahm ich wiederholt, mitunter wochenweise, an zentralen Fortbildungsveranstaltungen und Kolloquien teil. Vertretung ließ sich in unserem Großbetrieb organisieren. In der späteren Niederlassung nach 1990 funktionierte das nicht mehr so unproblematisch.

Im Herbst holte mich, wie man so sagt, »die Vergangengheit ein«. Da ich nach der Schulzeit keinen

Grundwehrdienst geleistet hatte, war ich nun aufgerufen, ein halbes Jahr als Reservist zu dienen. Das war normal und vorhersehbar. Ich kam zur Musterung, tauglich, und das erste Halbjahr 1975 sollte es dann sein. Da ich in diesem Zeitraum wichtige persönliche Angelegenheiten vorhatte, stellte ich den Antrag auf Verschiebung auf das zweite Halbjahr, dem stattgegeben wurde. Obgleich seit 1971 verheiratet, stand meiner Frau, unserem 1972 geborenen Kind und mir nur ein Raum zur Verfügung. 1973 sollte die Familie, die bei uns auf der gleichen Etage wohnte, eine Neubauwohnung erhalten. Damit hätten wir die beiden Räume hinzugewonnen. Aber das Ehepaar wurde, da es nicht zur Wahl gegangen war, von der Vergabeliste gestrichen und blieb also wohnen. Daraufhin klagte ich auf Eigenbedarf vor dem Kreisgericht Bützow. Danach wurde die Stadtverwaltung durch Gerichtsbeschluss angewiesen, der Familie eine Wohnung im nächsten fertiggestellten Block zuzuweisen. Das sollte im Frühling 1975 geschehen.

In der Klinik lief alles normal. Nur einmal war das sogenannte Disziplinarrecht anzuwenden. Ein ärzlicher Kollege hatte bei Routine-Hausbesuchen eine Patientin zur vereinbarten Kontrolle aufgesucht. Sie empfing ihn mit den Worten: »Unser Schicksal liegt ausschließlich in den Händen Gottes.« Worauf er antwortete: »Dann kann ich ja gehen«, nahm seine Sachen und verschwand.

Neben meiner internistischen Tätigkeit baute ich – in Kooperation mit der Nierenabteilung des

Bezirkskrankenhauses – in der Poliklinik die Kreisnephrologie-Dispensaires auf. Das geschah damals in allen Kreisen. Nach erneuter Hospitation in Schwerin übernahm ich im Jahr darauf auch die Funktion des Kreisdiabetologen. Das Netz der Diabetikerbetreuung war derart gestrickt, dass in jedem Kreisgebiet ein Subspezialist für Diabetologie (d. h. dreijährige Zusatzausbildung für einen internistischen Facharzt) für die Problempatienten mit Diabetes zur Verfügung stand. Diese Qualifikation erforderte zusätzliche Hospitationen in Berlin, Schwerin und Karlsburg. Inzwischen trat wieder die Familie freudig in den Mittelpunkt: unser zweites Kind kam zur Welt.

Im September begann dann der sechs monatige Einsatz als Reservist bei der NVA. Ich kam an die Militärmedizinische Sektion der Universität Greifswald. In den ersten sechs Wochen erfolgte eine ziemlich lockere Grundausbildung. Nach wenigen Tagen wurden wir, rund dreißig Reservisten, vom Kommandanten aufgefordert, etwas für die kulturelle Betreuung zu organisieren. Wir besorgten Karten für ein Orgelkonzert in der Kirche. Das passte nun wiederum den Chef nicht.

»Sie haben für den Ausgang keine Zivilerlaubnis, und in Uniform, vielleicht noch im Gleichschritt, rücken Sie mir nicht in die Kirche aus!«, erklärte er.

Gut, sagten wir, dann machen wir es publik, dass es Probleme mit der Kultur in der NVA gäbe.

Zähneknirschend erteilte er uns Zivilerlaubnis.

Nach der Grundausbildung wurden wir als Unteroffiziere in verschiedenen militätische Objekte kommandiert. Wir amtierten dort in der Regel als Vertreter des Regimentsarztes.

Dienstgrad war aber nicht gleich Dienststellung. Der regulär Beigeordnete des Regimentsarztes war der Feldscher, im Regelfall ein Hauptmann. Nun kamen wir Unteroffiziere als amtierender Regimentsarzt in die Truppe, womit Feldscher, obgleich Offizier, uns unterstellt war.

Damit hatte mancher Hauptmann seine Probleme. Wir eher nicht.

Ein Rostocker Kollege und ich wurden in ein Sanitätsbataillon gesteckt. Das war ein überwiegend ruhiger Dienst. Morgens gab es die Objektsprechstunde. Gegen 10 Uhr fragte die Sprechstundenschwester (»Genossin Unterfeldwebel Schwester Rita«): »Was machen wir nun?«, und setzte erst einmal Kaffeewasser auf.

Es kam der Spätherbst. Ich wurde in die zentrale Kommandoeinrichtung einbestellt. Dort wurde ich von einem General gefragt, ob mein Mitstreiter und ich in der Division eine Grippeschutz-Impfung vornehmen könne. Ich sagte ja – ohne zu wissen, dass es sich dabei um etwa 10.000 Soldaten handelte.

Wir stellten die Impfpistole auf Dauerfeuer und waren von Schwerin bis Rügen im Einsatz

In einem Objekt wurde ich von einem Truppenoffizier, der mit seiner Einheit zum Impfen marschierte, ziemlich unfreundlich angehauen, weil ich den obersten Uniformknopf nicht geschlossen hatte. »Genosse Unteroffizier«, herrschte er mich an, »wie laufen Sie herum!«

Ich entschuldigte mich und schloss den Knopf. Doch er brüllte weiter. Ich hörte mir das an und sagte dann, dass ich zwar eine Eentschuldigung für meine offene Jacke hätte, nicht aber für seinen Auftritt.

Daraufhin schnappte er völlig über und sagte, dass er mich arretieren würde und erteilte bereits Befehl.

Ich käme gern mit, sagte ich. Allerdings könne er dann mit seinen Soldaten gleich umdrehen. Das Impfen fiele aus. Ich sei nämlich derjenige, der die Grippeschutzimpfung vornehmen solle.

»Scheiß Ärzte!«, rief er wütend. Und verschwand.

Im Winter gab es eine Übung im Freien. Eine Woche entfalteten wir einen Regiments-Verbandsplatz, für uns ein herrliches Wintercamping mit beheiztem Zelt, viel frischer Luft und Freizeit in der Natur. Im März 1976 wurden wir als Leutnante in die Reserve »entlassen«. Meine Frau meinte bei meiner Rückkehr, dass ich nie so erholt ausgesehen habe wie jetzt.

Inzwischen war unser großer Neubau fertig, mehrere helle große und schöne Räume standen mir fortan zur Verfügung. Auch die Chirurgie, die Gynäkologie, die Psychologie, HNO, Haut und Gutachter erhielten hier neue Räumlichkeiten.

Zum Jahresende absolvierte ich in der Zentralstelle für Diabetes in Berlin den Anschluss der Subspezialisierung für Diabetologie.

Während des Herbsturlaubes in der ČSSR im Riesengebirge wanderten wir zur Schneekoppe. Wir kamen in das supermoderne Restaurant. Wir speisten und wollten anschließend mit unseren tschechischen Kronen zahlen. Allerdings verlangte der Kellner polnische Zloty. Wir hatten die Landesgrenze überschritten, ohne es zu merken. Das war mal was Neues und nicht schlecht.

Das neue »Fachmedizinische Zentrum« war inzwischen räumlich voll ausgelastet, die Arbeitsabläufe in allen Bereichen erfolgten normal. So sollte es fortan laufen. Einmal im Jahr unternahmen wir einen Betriebsausflug mit der ganzen Mannschaft. Poel, Darß, Müritz und Hiddensee waren begehrte Reiseziele.

Die gesamte Kreispoliklinik zählte über 120 Angestellte, darunter waren rund 30 Akademiker und etwa 70 Fachschulkader. Zu unserer Einrichtung gehörten auch die Kinder- und Allgemeine Abteilung einschließlich diverser Außenstellen, die Lungenabteilung, das Betriebsgesundheitswesen, der Jugendgesundheitsschutz und die Stomatologie. Nie und nirgends erlebte ich jemals, dass ein Kollege in einem anderen einen Konkurrenten gesehen hätte. Wir sahen uns stets als Partner, die gemeinsam für die Patienten und deren Wohlfahrt sorgten. Dies hebe ich deshalb hervor, weil sich das keine dreizehn Jahre später rasch ändern sollte.

1978 wurde mir die Funktion des Stellvertretenden Ärztlichen Direktors der Einrichtung übertragen. Unabhängig davon hatte ich in jenem Jahr sechs

Mal die Möglichkeit, jeweils bis zu einer Woche an Tagungen, Kongressen, Lehrgängen und Hospitationen zur Fortbildung teilzunehmen.

Bei Übersichten der Sprechstundenverhältnisse in meinem internistischen Bereich zeigte sich, dass ein Viertel bis ein Drittel aller Patienten organisch, also körperlich gesund waren, die Ursachen ihrer Erkrankung lagen im psychischen Bereich. Das war keine Besonderheit meines Fachgebietes, sondern deckte sich mit zentralen Erhebungen. Diese Studien wiesen zu vergleichbaren Untersuchungen in der Bundesrepublik keine gravierenden Unterschiede auf. Stress und dessen Bewältigung sind nicht systemabhängig, allenfalls unterscheiden sich die auslösenden Ursachen. Meine eigenen Erhebungen zeigten aber, dass in ganz bestimmten Berufsgruppen bzw. Tätigkeitsbereichen die sogenannten funktionellen Störungen proportional mit dem Dienstalter auffallend anstiegen. Deutlich überrepräsentiert waren sie in der Volksbildung. Darum fragte ich mich: Warum ist das so? Wenn das Sein das Bewusstsein bestimmt, und in einem bestimmten Seins-Bereich Funktionen des Bewusstseins um so mehr verformt werden, je länger das Individuum diesen Bedingungen ausgesetzt war – dann sagte die Logik, dass etwas mit dem Umfeld nicht stimmen konnte. Und eine solche Diskussion war unter DDR-Bedingungen nicht nur öffentlich, sondern auch im geschlossenen Raum problematisch bis brisant. Aber das sollte ich erst später erfahren.

Im Frühjahr 1979 begann ich neben meiner regulären Arbeit, praktisch als Hobby, dieser Frage systematisch nachzugehen. Ich verarbeitete meine Schlüsse in einem Text und bot ihn der Zeitschrift *Das deutsche Gesundheitswesen* zur Veröffentlichung an. Sie wurde zu meiner eigenen Überraschung tatsächlich publiziert. Daraufhin erhielt ich für diese Arbeit sehr viele Sonderdruckanforderungen, auch aus mehreren Einrichtungen aus dem Ausland, sogar aus den USA. Damit war Öffentlichkeit hergestellt.

Mein Thema wurde in das zentrale Forschungsprogramm aufgenommen. Margot Honecker, die Volksbildungsministerin, hatte dafür Grünes Licht gegeben. Es hieß nun Hauptforschungsprojekt Lehrerforschung. Auftraggeber war das Ministerium für Volksbildung, Auftragnehmer das Ministerium für Gesundheitswesen, also wir alle, von Dresden über Leipzig und Berlin bis in das kleine Bützow.

Eines Tages wurde ich von einer Mitarbeiterin unserer Einrichtung angesprochen. »Haben Sie nicht eine Halbschwester im Westen, die demnächst 70 wird?«

Ich war überrascht, konnte aber nicht widersprechen. Genau so verhielt es sich.

»Dann fahren Sie doch rüber.«

Sie kam nämlich soeben von einer solchen Reise in »dringenden Familienangelegenheiten«. Von dieser Möglichkeit hatte ich noch nie gehört.

Ich ging zum Volkspolizeikreisamt, wo man gleich meinen Antrag aufnahm. Einige Tage später sollte ich wiederkommen. Der blaue Reisepass lag bereits auf dem Tisch. »Nehmen Sie das bitte als einen besonderer Vertrauensbeweis«, sagte der Uniformierte. »Missbrauchen Sie ihn nicht.«

Natürlich würde ich wieder zurückkommen. Ich hatte Familie, Freunde und eine mich befriedigende Arbeit hier, in Bützow.

So kam ich nach achtzehn Jahren wieder zu einer Reise in die Bundesrepublik. Schon die ersten äußeren Impressionen, die architektonischen Neuigkeiten in meiner Lieblingsstadt Lübeck, deren Wiederwachsen nach dem Kriege ich als Kind fast lückenlos mit erleben konnte, das Warenangebot und die Autos, waren natürlich beeindruckend.

Zunächst wohnte ich wie in meiner Kindheit bei meiner Tante, bei der alles noch so war wie früher. Etwas später besuchte ich einen meiner engsten Freunde, der mit seinen Eltern bereits 1957 in den Westen gegangen war und den ich letztmalig 1961 getroffen hatte. Ich kam abends an, er war noch in seiner Praxis tätig und wusste von nichts. Mit seiner Frau hatte ich telefonisch diese Überraschung vorbereitet und meldete mich nun als Patient an.

Als ich hereingerufen wurde, setzte ich mich schweigend. Er musterte mich aufmerksam. Dann brach es aus ihm heraus: »Jürgen Buhr, wie bist du aus dem Gefängnis gekommen?«

Wir quatschten fast die ganze Nacht.

Natürlich verglichen wir auch unsere Lebens- und Arbeitsbedingungen, und als ich über mein durchaus befriedigendes Dasein berichtete, warf er ein: »Aber du kannst doch nicht frei arbeiten?«

Also klärten wir erst mal, was das tatsächlich bedeutete, und ich berichtete über meine beruflichen Arbeitsmöglichkeiten in Praxis und Forschung und meine Zufriedenheit mit diesem meinen Leben an der Seite von Freunden und Kollegen.

Er räumte ein: »Bei uns ist der Konkurrenzkampf intensiv, er beginnt bereits in der Schule, setzt sich fort übers Studium und entfaltet sich erst Recht im Berufsleben. In dieser Atmospäre entstehen kaum Kameradschaften, geschweige denn Freundschaften.«

Nach diesen interessanten Gesprächen bis tief in die Nacht hinein war mein soziales Wohlbefinden hinsichtlich meiner Arbeitsmöglichkeiten eher noch gestiegen und auch das Gefühl aufgekommen, dass ein weiter und echter Freundeskreis (von Schulzeit und Studium), wie ich ihn als selbstverständlich erlebte bzw. erleben durfte und so bei ihm nicht erkennen konnte, für manch einen wichtiger sein könne als ein besseres Auto in der Garage. Diese meine positive Berichterstattung über meine eigenen Lebens- und Arbeitsmöglichkeiten sollte zu späterer Zeit noch zu für mich völlig unvoraussehbaren Ereignissen führen.

Analog zum Pädagogen-Screening erweiterte ich 1980 – neben den klinischen und laborchemischen Variablen – das bereits eingesetzte psychologische Testinventar um die Progressiven Matritzen nach RAVEN (einem averbalen, kultur- und bildungsneutralen Intelligenztest, von mir als Konzentrationstest deklariert). Diesen vielschichtigen Testprogramm-

Block bot ich als »umfassende und neuartige Vorsorge« für alle Leitungskader im Kreisgebiet an. Nahezu alle machten mit. Das Ergebnis war faszinierend, aber nicht in Gänze zur Publikation geeignet. Zwei Jahre später veröffentlichte die Fachzeitschrift *Psychiatrie, Neurologie und medizinische Psychologie* Teilaspekte dieses Mammutprogrammes, aber ohne die RAVEN-Matritzen und ohne entsprechende Schlussfolgerungen.

Im Oktober wurde ich erneut zu einem Reservistenlehrgang an die Universität Greifswald einberufen. Mit mir hatte man eine Reihe von Kollegen und Studienfreunde eingezogen. Die Aus- und Weiterbildung erfolgte ausschließlich theoretisch und in Seminarform.

Ein Hauptthema war die Quadratur des Kreises, die Gewinnbarkeit eines Krieges. »Der Gegner wird auf seinem eigenen Territorium vernichtend geschlagen«, meinten damals alle Militärs auf beiden Seiten, obwohl die Experten schon damals der Überzeugung waren, dass unter den obwaltenden Bedingungen ein Krieg zwischen den Blöcken, der zweifellos atomar geführt werden würde – denn wozu gab es so viele Atomsprengköpfe auf beiden Seiten -, von keiner Seite zu gewinnen sei. Wer als Erster schoss, würde als Zweiter sterben.

Ungeachtet dieser objektiven Tatsache erörterten wir die Wirkung von Giftgas und wie dieses zu bekämpfen sei. Der Dozent versuchte darzulegen, wie sich mit künstlicher Beatmung atemstillstandsverursachende Stoffe bekämpfen lassen. »Und die Kenntnis von künstlicher Beatmung darf ich bei Ihnen ja wohl voraussetzen, oder gibt es zur praktischen Durchführung Ihrerseits noch Fragen?«

Ich hatte eine. »Wie beatmet man ein Regiment?«, erkundigte ich mich, also etwa 1.000 Soldaten.

Damit hatte sich der Vortrag erledigt.

Nach meiner Rückkehr an den Arbeitsplatz entdeckte ich eine Neuerung: ein Defibrillator. Und konnte ihn gleich einsetzen. Während meines Bereitschaftsdienstes in der Internen Abteilung des Kreiskrankenhauses wurde an einem Wochenende eine bewusstlose Patientin eingeliefert. Atmung intakt, Herz im Stillstand: Kammerflimmern. Nach dem ersten Stromstoß öffnete die Frau die Augen, sah mich und sagte: »Lange nicht gesehen, Herr Doktor, wie geht es Ihnen?« Auf diese kuriose Weise, die nebenbei ein Schlaglicht auf den Themenkreis »Bewusstsein, Beginn und Ende« warf, blieb mein erster Defi-Einsatz in bleibender Erinnerung.

Zur wissenschaftlichen Veranstaltung zum 50-jährigen Bestehen des Zentralinstitutes für Diabetes in Karlsburg waren neben vielen Referenten und Autoren aus dem Ausland und zentralen Einrichtungen auch vier aus dem Bereich der ambulanten Betreuung der DDR eingeladen. Einer davon war ich. Inzwischen waren mir die Fachgebiete Diabetologie und Psychologie deutlich näher gekommen, weshalb mein dort frei und ohne Manuskript vorgetragener Vortrag auch einem Kombi-Thema von beiden galt.

1981 hatte ich in Berlin einen Termin bei Prof. Kurt Hager, dem im Politbüro des ZK der SED für die Wissenschaft zuständigen Manne. Ich beschwerte mich darüber, dass die Psychodiagnostik bei Leitungskadern auf Eis gelegt worden war und dazu nichts publiziert werden durfte. Sein Vertreter, der offenkundig auf das Gespräch vorbereitet war, erklärte, dass er meine Initiative auf diesem Felde hoch schätze und prüfen lassen werde, wie sich diese Aspekte und Strategien in ein flächenddeckendes Kaderbetreuungssystem der DDR integrieren lassen könnten.

Voller Optimismus reiste ich nach Hause. Allerdings erwies sich alles als Strohfeuer. Nach Monaten kam Post aus Berlin mit einer nichtssagenden, wenngleich unmissverständlichen Botschaft etwa der Art, dass Parteitagsbeschlüsse keiner individuellen Interpretation unterlägen, womit man auf den soeben beendeten X. Parteitag der SED rekurierte, der mit Direktiven die Gesellschaftspolitik der nächsten fünf Jahre bestimmt hatte. Da hatten offenkundig meine Überlegungen nicht hineingepasst.

Nach einer einjährigen Adressenfahndung organisierte ich aus Anlass unseres Schulabschlusses vor 20 Jahren ein Klassentreffen, zu dem alle kamen. Wir trafen uns zunächst im alten Klassenraum mit dem Klassenlehrer, der aus dem alten Klassenbuch per Aufruf die Anwesenheit feststellte und jeder bei dieser Gelegenheit im Telegrammstil ein paar Sätze zu seiner Biographie seit dem Abitur kundtat. Dann ging es zur Feier in eine Restauration, an deren Ende wir beschlossen, uns künftig alle fünf Jahre in dieser Runde erneut zu treffen. Alle waren erschienen, und es herrschte fast eine »Großfamilien-Stimmung«. Im Nachgang musste ich auch wieder an meinen Freund im Westen denken, den ich vor zwei Jahren besucht hatte, und der nach eigenen Worten von solchen Zusammenkünften nur träumen konnte.

In jener Zeit wurde zur Verbesserung der medizinischen Betreuung der aktiven antifaschistischen Widerstandskämpfer und Opfer der Nazidiktatur festgelegt, dass in jedem Kreis eine Art Vertrauensarzt für diese Personengruppe zu etablieren sei. Dieser sollte die Vorsorgeuntersuchung jährlich vornehmen und auch sonst Ansprechpartner für diese Menschen sein. Die Auswahl dieses Arztes sollte von den Überlebenden bestimmt werden, sie konnten in unserem Kreis zwischen 35 Ärzten wählen. Völlig überraschend traf mich dieses Votum. Dass es einen besonderen Vertrauensbeweis darstellte, war mir zu jenem Zeitpunkt noch gar nicht bewusst. Das kam erst später.

Ich lernte dort viele anständige, aufrechte Menschen mit interessanten Biografien kennen, die kollektiven Begenungen, zu denen ich fortan eingeladen wurde, bereicherten mich sehr.

Im April 1982 feierte meine zweite Halbschwester ihren 70. Geburtstag. Ich war skeptisch, ob wir gemeinsam das Jubiläum würden feiern können. Ich fürchtete, dass meine bei den flächendeckenden komplexen Psycho-Tests leitender Kader gewonnen Kenntnisse wie ein Staatsgeheimnis betrachtet wurden. Diese befanden sich in meinem Kopf. Und den konnte ich schwerlich in Bützow lassen. Aber es gab keine Probleme, ich durfte anstandslos reisen.

Am Kontrollpunkt Herrnburg stand der Zug bis zum Ende der üblichen Grenzkontrollen. Aus dem Nebenabteil hörte ich Stöhnen. Ich ging hinüber, um nachzusehen. Eine Frau zwischen 70 und 80 Jahren rang dort um Atem. Ihr Koffer war überprüft, der Inhalt ausgeräumt worden. Die damit verbundene Aufregung hatte offenkundig zum Herzinfarkt geführt, denn sie klagte über Schmerzen in der Brust. Ich ließ den Ärztlichen Notdienst rufen. Ehe er kam, hatte ich in ihrer Handtasche nach Medikamenten gesucht und fand Nitrangin-Kapseln. Mit Hilfe der Nadel ihrer Brosche öffnete ich diese und brachte den Inhalt auf ihre Zunge. Aber es half nichts, die Frau starb buchstäblich in meinen Armen.

Nun saß ich im Abteil allein mit der Leiche, der Zug wartete, bis nach etwa 15 Minuten die Schnelle Medizinische Hilfe aus dem Nachbarort kam. Es wurden die notwendigen Papiere ausgestellt und die Leiche abtransportiert. Bei dem Arzt, der lediglich zur Leichenschau gekommen war, handelte es sich um einen Studienkollegen. Unsere Wiedersehensfreude nach nunmehr 15 Jahren hielt sich angesichts der Umstände in sehr deutlichen Grenzen.

Unmittelbar hinter der Staatsgrenze kamen Beamte vom Bundesgrenzschutz und erkundigten sich, ob ich bestätigen könne, dass durch das Wirken der DDR-Grenzkontrollorgane wieder ein Bürger zu Tode gekommen sei. Kurze Zeit zuvor hatte nämlich ein Bundesbürger am Berliner Grenzübergang Drewitz ebenfalls einen Herzinfark erlitten.

Das wäre die absolute Steilvorlage, wenn ich die Absicht gehabt hätte, im Westen zu bleiben. Das aber kam für mich ja keinesfalls infrage.

Mit Hilfe und Unterstützung von Verwandten und Freunden reiste ich von Travemünde bis zur Zugspitze: Lübeck, Hamburg, Krefeld, Düsseldorf, Münster, Köln, Frankfurt, Reutlingen, Sindelfingen, Schwarzwald, Stuttgart, München und Garmisch standen auf den Programm.

Der Freund, den ich 1961 und 1979 besucht hatte, ließ mir über seine Frau auf einer Osterkarte mitteilen, dass er »unheimlich im Stress sei« und es daher diesmal »leider nichts werden könne«.

Erst nach der Wende erfuhr ich – nicht von ihm, sondern von anderen –, dass ihn 1979 meine positive Berichterstattung über meine Arbeits- und Kommunikationsmöglichkeiten derart irritiert hätte, dass er ernsthaft glaubte und mir es auch zutraute, ihn im Auftrag der Staatssicherheit ausspionieren zu wollen. Wessen Saat ging hier auf?

1983 nahm mich die Medizinischen Akademie Dresden in das Forschungsprojekt »Lehrertätigkeit und Lehrergesundheit« als externen Gruppenleiter auf. Die erste Zusammenkunft fiel mit meinem 40. Geburtstag zusammen. Sie fand im 39. Stock des

Interhotel BERLIN am Alex statt. Da ich schon lange geplant hatte, an diesem Tage mit dem Rauchen aufzuhören, war diese Umsetzung bei all den gebotenen Schlemmereinen und Trinkereien fast eine seelische Grausamkeit. Aber ich schaffte es und bin bis heute nie rückfällig geworden.

Im Herbst begann ich an der Akademie für Ärztliche Fortbildung ein zweijähriges postgraduales Studium für Leitende Positionen im Gesundheitswesen. Jeweils etwa zwei Wochen pro Quartal absolvierte ich dort, zwischenzeitlich musste ich Hausaufgaben erledigen einschließlich einer diplomähnlichen Abschlussarbeit. Diese beschäftigte sich auch mit Fragen der Ökonomie, die bei einem Millionen-Haushalt und 100 bis 200 Mitarbeitern auch nötig waren.

Nach Vorstellung der örtlichen Regierung sollte ich die Funktion des Kreisarztes übernehmen. Allerdings … Ich gehörte nicht der SED an, was sonst Voraussetzung war. In meinem Falle wollte man eine Ausnahme machen. Der Vorsitzende des Rates des Kreises und der 1. Sekretär der SED-Kreisleitung versuchten mich zu überreden, ich blieb bei meiner Ablehnung.

Daraufhin boten sie mir die Position des Ärztlichen Direktors der Kreispoliklinik an. Offenkundig konnte die ein Parteiloser leiten. Nach Beratungen mit Familie und Kollegen sagte ich zu. Außerdem hoffte ich, dort mein eigener Chef zu sein und meine Forschungen fortsetzen zu können. Die offizielle Amtseinführung erfolgte mit leitenden Mitarbeitern aus der eigenen und aus anderen Einrichungen. Ich reduzierte jedoch nicht, wie andere bei Übernahme von Leitungsaufgaben, die Sprechstunden-Tätigkeit. Ich verfolgte meine fachliche Hauptaufgabe unvermindert weiter.

Von diesem Zeitpunkt an hatte ich als Betriebsleiter Anträge auf Westreisen der Mitarbeiter zu bestätigen. Ich hatte mit Unterschrift zu quittieren, dass aus betrieblicher Sicht und Einschätzung keine Bedenken gegen eine Reise bestünden. In der zweiten Hälfte der 80er Jahre nahmen diese Anträge deutlich zu. Schon aus Prinzip habe ich alle positiv bestätigt.

Auch wenn ich mir manchmal im Zweifel war: Alle sind ausnahmslos wiedergekommen.

Auf den Briefköpfen der Poliklinik-Briefe stand bisher ganz oben der Name des Ärztlichen Direktors. Dieses abzuschaffen war eine meiner ersten formalen Handlungen. Im Vordergrung stand für mich weiterhin mein berufliches Leben. Es war selbstverständlich, dass jeder Kollege in seinem Fachgebiet ausschließlich eigenverantwortlich ärztlich tätig war und genutzte Reserven in der Kooperation lagen.

Wirtschaftliche Angelegenheiten und Detailentscheidungen lagen in der Hand des Ökonomischen Direktors, dem die Verwaltung unterstand. Er selbst unterstand dem Ärztlichen Direktor. So war es unmöglich, dass ein Nichtarzt über Arbeitsbedingungen eines Arztes entschied. Auch dieses änderte sich 1990, da wurde im Osten die Westpraxis eingführt. Was sinnvoller ist, mag jeder für sich entscheiden.

Im Herbst eskalierte ein innerbetrieblicher Konflikt zum Politikum Eine Mitarbeiterin hielt sich nicht an vereinbarte Urlaubsabsprachen und war, als sie dringend gebraucht wurde, nicht erreichbar. Die dadurch eingetretene Situation war extrem kritisch. Nach ihrer Rückkehr war eine disziplinarische Maßnahme leider unumgänglich. Dass sie Mitglied der SED war, interessierte mich zu keiner Zeit.

Kurz darauf erhielt ich eine Vorladung zum Gespräch bei der SED-Kreisleitung. Man sagte mir, dass man mich auch deshalb zum Chef der Poliklinik berufen habe, weil man meine Haltung schätze, sich von keinerlei privaten oder politisch motivierten Interessen leiten zu lassen. Ich hätte Prinzipien, die ich konsequent einhielte und dafür auch keine Konflikte scheue. Aber in diesem Falle forderte man, einmal eine Ausnahme zu machen und die Genossin nicht zu bestrafen. Warum man dies von mir verlangte, sagte man mir nicht.

Gesetzt den Fall, ich käme dieser Forderung nach, stellte dies eine Einmischung in innerbetriebliche Belange dar. Es könne auch nicht im Interesse der SED sein, wenn öffentlich würde, dass Mitglieder der SED mit anderen Maßstäben gemessen würden. Und zwar nicht mir strengeren, sondern weicheren. Das bedeutete nämlich die Rücknahme der Disziplinarmaßnahme. Außerdem, und das war für mich das Entscheidende, ging es um das Prinzip. Ich würde mich bei meinem Nachgeben vor einer derart absurden Forderung der SED-Kreisleitung selbst zum Werkzeug dieser Einrichtung degradieren.

Die Reaktion war überraschend. Er verstünde mich nur zu gut, sagte der Mann, aber er sei in diesem Falle auch nur Werkzeug: Die Entscheidung, mit mir in diesem Sinne zu sprechen, habe nicht er getroffen.

Ich verabschiedete mich, da es nichts weiter zu sagen gab. Es herrschte einige Tage Ruhe, bis ich erneut vorgeladen wurde. Obgleich es morgens 8 Uhr war und ich eigentlich Sprechstunde hatte, musste ich bei der Kreisvorsitzenden des Gewerkschaftsbundes erscheinen. Das zeigte nebenbei auch, dass die Gewerkschaft nicht nur für die Vergabe von FDGB-Ferienplätzen und das Einsammeln von Soliratitätsbeiträgen zuständig war.

Die Leiterin empfing mich mit der stereotyp wiederholten Forderung der Partei. Da auch hier meine Argumentation ignoriert wurde, beendete ich die sinnlose Fortsetzung dieser »Unterredung« und suchte umgehend einen Anwalt auf und erklärte, Anzeige wegen Nötigung im Amt erstatten zu wollen.

Das sei ein triftiger Anlass, sagte er. Durch wen ich genötigt worden sei, also gegen wen sich die Klage richten solle.

»Gegen die SED-Kreisleitung«, sagte ich.

Der Anwalt schwieg.

Dann sagte er, sich der Sache annehmen zu wollen, allerdings werde er es zwar in meinem Sinne aber auf seine Weise klären.

Wie er es gemacht hat, weiß ich nicht. Tatsache aber war, dass sowohl die Frau vom Kreisvorstand als auch der Genosse aus der Kreisleitung künftig, wie mir schien, sehr, sehr freundlich zu mir waren.

Ein Bekannter und Kollege aus dem Westen meinte später einmal entrüstet und mitleidig: »Was du hier alles auf dich genommen hast? Wäre es nicht doch einfacher oder bequemer für dich gewesen, in den Westen zu gehen?« Aus seiner Sicht hatte er möglicherweise recht, aus meiner nicht!

Im Rahmen des Zentralen Forschungsprojektes wurde ich Ende 1984 zum Mitglied der Pädagogisch-Medizinischen Koordinierungsgruppe an der Akademie der Pädagogischen Wissenschaften in Berlin berufen.

Im Frühjahr 1985 erfolgte ein neuer Vorstoß, mich für die SED zu gewinnen. Ein Ehepaar, Kollegen von mir, die ich in den beiden Wochen in Berlin an der Akademie traf, sprachen mich an. Das waren linke, ehrbare Leute, die die vielen Opportunisten und Karrieristen, die nach ihrer Überzeugung in der SED überhand genommen hätten, dadurch meinten verdrängen zu können, wenn solche Idealisten eintreten würden. »Lassen Sie es nicht zum Äußersten kommen, bitte, kommen Sie zu uns«, bedrängten sie mich. Das war schon beeindruckend, ich empfand fast Mitleid mit ihnen. Dennoch blieb ich bei meinem Nein, eine Mitgliedschaft in einer Partei war für mich indiskutabel.

Im Sommer beendete ich das Leitkader-Studium an der Berliner Akademie nach zwei Jahren. Besonders die Austauschmöglichkeiten mit Kollegen mit teils ähnlichen Problemkonstellationen waren nützlich und sinnvoll.

In jener Zeit erfolgte die Fusion von Kreiskrankenhaus und Kreispoliklinik Bützow zur »Funktionseinheit KKH/KPK«. Der Ärztliche Direktor des Klinikbereiches wurde Direktor der gesamten Einrichtung, der bisherige Direktor der Poliklinik, also ich, sein Stellvertreter und gleichzeitig Chefarzt der Poliklinik.

Nach dem Tod meiner Tante in Lübeck trat eine Erbengemeinschaft ins Leben, deren Teil meine Mutter. Ihr Erbanteil wurde via GENEX als Golf in die DDR transferiert.

Dieser sollte für einige Verwirrung sorgen, als ich – inzwischen Hauptmann der Reserve – neuerlich zum Reservistendienst einberufen wurde. Dort erhielt ich den Auftrag, nächtens einen Zug zu befehligen. Da aber kein Dienstfahrzeug zur Verfügung stand, das mich zum Einsatzort bringen sollte, ich aber auch die Erlaubnis hatte, mit meinem Privat-Pkw vorzufahren, nahm ich natürlich diesen. Ich hatte das Gefühl, dass der nagelneue Golf, aus dem ein Hauptmann stieg, manchen Soldaten irritierte.

Auf einer Tagung der Lehrerforschung 1986 in Berlin wurden wir mit einer Frage, oder besser einem »Problem«, bekannt gemacht, das für uns bisher nicht existierte und eigentlich undenkbar erschien. Zunächst ging es um statistische Angaben von verschiedenen Untersuchern, die nach Beruf aufzugliedern waren. Dazu gaben wir an, wie viele Lehrer, Ärzte und Psychologen jeweils eingebunden waren und wurden daraufhin von einer Zwischenfrage von westdeutschen Kollegen überrascht: »Was denn, *nur* Lehrer, Ärzte und Psychologen? Waren etwa keine Lehrerinnen, Ärztinnen und Psychologinnen beteiligt?«

Was für uns selbstverständlich war, dass nämlich eine Berufsbezeichnung sowohl die männlichen als auch die weiblichen Zunftmitglieder erfasste, erschien den Kolleginnen und den Kollegen aus dem Westen frauenfeindlich und suspekt. Von nun an musste streng in Männer und Frauinnen unterschieden werden. Keine Berufsbezeichnung und kein Dienstrang, die nicht ohne weibliche Form auskam: der Hauptmann und die Hauptmannin eben.

Der Datenflut wurde ich mit einem PC Herr. Ich besorgte mir im Westen einen Commodore-Heimcomputer, der seit 1985 in Braunschweig gebaut wurde. Nach Erlernen der Computersprache BASIC entwickelte ich selbst Programme zur statistischen Signifikanzberechnung. Lange Brüche mit Quadratwurzeln in Zähler und auch Nenner waren in der Schule nie meine Stärke und Liebe, aber nun begann es, Spaß zu machen. Als dann höhere und komplexere Programme angesagt waren, erhielt ich Hilfe von einem Schulfreund, der als EDV-Spezialist und Physiker viel Zeit in dieses Unterfangen investierte.

Alle guten Dinge sind Drei. Das sagten sich auch meine Nachbarn in der Kreisleitung. Sie kündigten sich telefonisch an und baten um einen Termin für einem Besuch. Den konnten sie haben. Sie kamen und waren freundlich, ich war es auch. »Wir wissen, dass Sie Ihre ganze Kraft für das Wohl der Menschen einsetzen und bei diesem Wirken möchte wir Sie gerne unterstützen. Kommen Sie zu uns.« Ich fand das eigentlich etwas dürftig. Ich legte ihnen dar, dass für mich bei dem offen sichtbaren und unheilbaren Widerspruch zwischen Theorie und Praxis unserer Gesellschaft mir der sichere und direktere Weg für dieses Ziel auch weiterhin meine direkte Berufsausübung bleibt.

Ein zentral agierender Psychologe des Forschungsprogrammes, den ich in Berlin und Leipzig wiederholt besucht hatte und der auch mal bei mir zu Hause zu Gast war, kam 1988 von einer Westreise nicht zurück. Zunächst im Programm ein geschlagenes Leck. Mit Hilfe des Professors der Sektion Psychologie an der Leipziger Universität hatte ich gemeinsame Unterlagen und Publikationen zu suchen.

Ein Professor von der Medizinischen Akademie Dresden, der das Projekt leitete, meinte zu mir nach dem Desaster: »Komm doch zu uns, was willst du da oben in dem kleinen Nest im Norden?« Aber das kleine Nest war mir, besonders mit der umgebenden Landschaft, ans Herz gewachsen, und theoretisch arbeiten konnte ich auch von hier aus. Zudem konnten alle gewonnenen Erkenntnisse unmittelbar in meine Patientenbetreuung mit eingebracht werden.

Zu den im September in Berlin stattfindenden 1. Nationalen Diabetes-Kongress erhielt ich eine Einladung mit der Bitte um Publikation meiner Behandlungsstrategien. Hintergrund: Der von mir betreute

Kreis war der erste im Bezirk, in dem der Prozentsatz von insulinbehandelten Patienten im Rentenalter den erforderlichen Umfang (die »Zielgrößen«) erreicht hatte. Die Ergebnisse lagen deutlich über den Durchschnittswerten sowohl des Bezirkes Schwerin als auch der DDR.

Im Juni 1989 fand in der Medizinischen Klinik Schwerin die jährliche Arbeitstagung der Kreisdiabetologen statt. Es sollte die letzte werden. Diese Kollegen, auch mit unterschiedlichen Aufgaben betraut, einte die Grundfunktion der Diabetikerbetreuung des jeweiligen Kreisgebietes, in dem sie – in Kooperation mit stationären diabetologischen Einrichtungen und klinischen Sanatorien – tätig waren. Bei diesen traditionellen Veranstaltung wurde vom Chefarzt der Diabetes-Abteilung des Bezirkskrankenhauses, dem Bezirksdiabetologen, die neueste Therapie-Strategie vorgestellt, soweit man sich diese nicht schon in eigener Regie bei Klinikhospitationen oder Kongressbesuchen angeeignet hatte.

In der Vergangenheit unternahmen wir in diesem Fachkreis über Jahrzehnte gemeinsame Exkursionen, auch mit den Schwestern und Fürsorgerinnen. Jedes Jahr wurde ein neues Ziel unter den Diabeteseinrichtungen bzw. Klinik-Sanatorien ausgewählt, in die wir, wenn auch limitiert, unsere Patienten einweisen konnten. Rheinsberg und Saalfeld standen dabei ganz oben auf der Wunschliste.

Die poliklinische Arbeit verlief wie immer. Aber zunehmend, vor allem in den Kaffeepausen (die meist gemeinsam verbracht wurden), ging es nur noch um das Thema der gesellschaftlichen Entwicklungen und der notwendigen Veränderungen in der DDR.

Auch das internationale Symposium an der Medizinischen Akademie Dresden im Oktober 1989, das dem Projekt gewidmet war, wurde in diesem Sinne zu vielfältigen Kontakt- und Diskussionsmöglichkeiten genutzt. Zu jener Zeit ging es aber bereits um viel mehr. Neben den regulären Themen fand im Hörsaal eine Diskussionsrunde mit Hans Modrow, dem 1. Sekretär der SED-Bezirksleitung, statt. Am Abend kam auch Dresdens Bürgermeister Wolfgang Berghofer dazu. Beim Thema Medien und Propaganda wurde die Forderung erhoben, Karl-Eduard von Schnitzler und seinen »Schwarzen Kanal« aus dem Fernsehen zu entfernen, er passe nicht mehr in diese Zeit. Den Montag darauf nahm dieser tatsächlich Abschied vom Bildschirm. Bei der abendlichen Demonstration, der sich Vertreter des Lehrkörpers und auch wir anschlossen, wurde skandiert: »Egon ist nicht unser Mann«. Egon Krenz hatte am 18. Oktober Honecker als SED-Generalsekretär abgelöst.

Der Hauptbahnhof wirkte noch lädiert von den gewaltsamen Zusammenstößen, als Anfang des Monats die Züge mit den Flüchtlingen aus der Prager Botschaft hier hindurchgefahren waren.

Auf den Wandzeitungen des Institutes gab es Diskussionen: Was soll beseitigt werden, und was soll erhalten bleiben, mit oft gemischten Emotionen.

Die epochale Veranstaltung am Berliner Alex vom 4. November verfolgten meine Familie und ich am

Bildschirm. Unglaublich. Danach war klar, dass die DDR nie wieder so sein würde wie bisher.

Vom 9. November spricht man immer noch vom Tag des »Mauerfalls«. Sie war gar nicht »gefallen«, sie wurde eingedrückt, und zwar nicht von West nach Ost, sondern von Ost nach West. Das wird von manchen mitunter ignoriert oder vergessen.

Ende des Jahres nahmen meine Frau und ich an einer Gesellschaft im Westen teil. Mehrere Anwesende nahmen ungefragt Anteil an unserem »Schicksal«. Ich wurde als »Opfer« bedauert und wie ein Exot bestaunt, da ich ja »eingesperrt war und nie reisen konnte«.

Daraufhin nahm ich mir diesen Personenkreis vor und bat alle, gemeinsam die Dinge mal durchzuchecken. Im Endergebnis kam dabei folgendes heraus: Ich selbst hatte bis zu diesem Zeitpunkt sowohl von der Bundesrepublik, als auch von Europa sowie auch von den außereuropäischen Regionen dieser Welt mehr gesehen, als alle um mich herum zusammengenommen, die meinten, mich bedauern zu müssen. Bemerkenswert schien mir nur die Reaktion: Sie schwiegen betroffen. Allerdings weiß ich nicht, ob sie sich schämten oder ob dies aus Verärgerung geschah. Ich hatte ihnen schließlich widersprochen.

Es war wie »früher«: Wenn ich die Bundesrepublik lobte, aber dennoch Einwände gelten machte, wurde ich sofort in die Kommunisten-Schublade gesteckt. Und wenn ich wieder in die DDR zurückkam und dem Schwärmen ein »Ja, aber …« hinzufügte, passierte das Gleiche. Da wie dort wurde überwiegend nur kritiklose Vereinfachung akzeptiert.

Nun wurden Kurz- und Blitzreisen an den Wochenenden üblich . Bei meinem ersten Westberlin-Besuch nach 28 Jahren wollte ich unbedingt auch den Kurfürstendamm wieder sehen. Besonderheit Nr. 2: Dieser war gesperrt, für eine Demo. Besonderheit Nr. 1: Westberliner demonstrierten gegen die beabsichtigte »Vereinnahmung der DDR durch die BRD«. DDR-Bürger schauten von Straßenrand zu. In Ostberlin lauteten die Transparente anders. Aber solche gab es auch.

Dass das bundesdeutsche Modell der ambulanten Strukturen künftig auch bei uns das bestimmende sein würde, schien sicher. Deshalb begannen wir uns darauf vorzubereiten. Dazu fanden wiederholt Veranstaltungen statt, in denen uns bundesdeutsche Kollegen aus Schleswig-Holstein engagiert und qualifiziert mit Rat und Hilfe zur Seite standen. Wie überall gab es aber auch hier Ausnahmen.

Ende Dezember traf ich nacheinander zwei Studienkollegen wieder, mit denen ich gemeinsam 1962 begann. Beide gehörten damals der SED an und waren damit in unserer Semimargruppen weitgehend isoliert. Wir sahen uns nach etwa zwanzig Jahren zum ersten Mal wieder. Die Grundstimmung beim Ersten war gelassen und entspannt. Ich fragte ihn, ob er denn die DDR vermissen werde, wenn sie denn – was absehbar war – untergehen würde. Da lachte er und meinte emotionslos: »Ach was, das war doch schon lange nichts mehr.«

Der andere wirkte bei unserer Begegnung ziemlich betroffen, geradezu depressiv, für ihn brach eine Welt zusammen. Seine Rest-Hoffnung richtete sich auf die Sowjetunion, die weiterhin als Garant für die große Idee in der Welt stünde. Als diese dann aber zerfiel, sah er für sich keine lebenswerte Perspektive mehr und suizidierte sich.

In gewisser Weise schämte ich mich fast vor mir selbst für meine Oberflächlichkeit zu Studienbeginn, mit der ich wie auch andere aus unserer damaligen Seminargruppe diese beiden grundverschiedenen Menschen nur wegen ihrer SED-Mitgliedschaft gleichgesetzt hatte.

Im Januar 1990 wandte ich mich wegen meiner eingeschränkten Forschungstätigkeit und des partiellen Publikationsverbotes an den inzwischen installierten Untersuchungsausschuss der Volkskammer. Der Stellvertreter des Ministers für Gesundheits- und Sozialwesen antwortete mir daraufhin gleichermaßen nichtssagend wie prophetisch: »Solche willkürlichen Eingriffe in Forschungsprozesse, wie Sie sie beschreiben, hat es auf der Grundlage der seinerzeit gültigen Doktrin leider viele gegeben, zum Nachteil von Wissenschaft und Praxis, und wir sollten die Hoffnung haben oder dafür sorgen, dass so etwas nie wieder vorkommt. Das wird auch unter anderen gesellschaftlichen Bedingungen nicht leicht sein.«

Inzwischen hatten wir die vorgegebene »Funktionseinheit Kreiskrankenhaus/Kreispoliklinik« aufgelöst.

Ich übernahm wieder meinen eigenen Leitungsbereich. Eine meiner ersten Amtshandlungen war die Ausgliederung des Bereiches Stomatologie als fortan eigenständige Institution. Die dortigen Kollegen wählten sich einen eigenen Leiter.

Im stationären und ambulanten Bereich erfolgten Wahlen für die Neubesetzung der Positionen der Ärztlichen Direktoren. In der Kreispoliklinik standen ein Abteilungsarzt und ich zur Wahl. Zwei Drittel der Stimmen fielen auf mich und ein Drittel auf den Mitbewerber. das waren klare demokratische Verhältnisse.

Im Kreiskrankenhaus erhielt der amtierende Direktor ebenfalls rund zwei Drittel der Stimmen, sein Herausforderer ein Drittel.

Dennoch wurde von gesellschaftlichen Kräften außerhalb der Klinik nach gewisser Zeit der Herausforderer mit der Direktoratsfunktion betraut. Das führte im Klinikbereich zu verschiedenen Meinungsäußerungen. Einerseits »nun haben wir endlich Demokratie« und anderseits »Die Zeit zwischen Wahl und Neubesetzung war der Zeitraum, in dem wir Demokratie hatten«. Welche von beiden Bewertungen sollte Recht bekommen? Oder sollte man eine Münze werfen?

Als der von Stefan Heym und Christa Wolf stammende Aufruf »Für unser Land« (für den »dritten Weg«) von jemandem anonym an der Wandzeitung der Klinik angeheftet wurde, wurde er noch am gleichen Tag von jemand anders anonym wieder entfernt.

Es formierte sich im Ort Widerstand gegen Restaurationsbestrebungen der SED, die sich Anfang Dezember 1989 auf einem Sonderparteitag einen neuen Namen und eine neue Führung gegeben hatte. Sie nannte sich nun »Partei des Demokratischen Sozialismus«. (Im Februar wurde aus dem Kürzel SED-PDS auch noch das SED entfernt.)

Ich wurde gebeten, auf der Anti-SED-Kundgebung im Januar auf dem Bützower Marktplatz zu sprechen. Ich tat das und forderte die Partei auf, das Gebäude der bisherigen Kreisleitung zu räumen und Platz zu machen für die Kreispoliklinik. Die Genossen könnten ihre Arbeit in den Räumen der Allgemeinmedizinischen Abteilung fortsetzen.

So schien es dann auch zu kommen.

Mit meiner Ökonomischen Direktorin und dem Leiter eines Architektur-Büros visitierte ich alle Räume der Kreisleitung, in denen Mitarbeiter bereits ihre Sachen packten. Wir vermaßen die Räumlichkeiten zur Bestimmung der künftigen Verwendungen und legten fest, was umgebaut werden sollte.

Unabhängig davon stellte ich im Februar, drei Wochen vor den Volkskammerwahlen am 18. März, einen Antrag auf Niederlassung als Internist.

Bei der Wahl, die von der konservativen »Allianz für Deutschland« gewonnen wurde, fielen die Würfel: Der Anschluss an die Bundesrepublik war entschieden. Es ging nur noch darum, wie rasch und auf welche Weise das Ende des Staates DDR eintreten würde.

Das alte System war definitiv abgewählt und ein neues mehrheitlich herbeigewählt worden. Das

Wahlergebnis der meisten Menschen lautete: »Das Nächste, bitte!«

Die Poliklinik wurde zum Auslaufmodell erklärt. Damit hatte jeder meiner Kollegen die Perspektive einer Niederlassung oder eben keine. Der schon projektierte Umbau der SED-Kreisleitung hatte sich erledigt. Die Kreisleitung war aus meiner früheren Schule ausgezogen, aber nun stand das Haus wieder zur Disposition. Als rechtlicher »Nachlassverwalter« der Poliklinik investierte ich viel Zeit in die Abwicklung dieser Einrichtung, die ich lieber in den Aufbau meiner eigenen Praxis gesteckt hätte.

Ein älterer Ex-Kollege riet mir, ich solle die Kreispoliklinik »nicht kampflos aufgeben«, nicht zusehen, wie die von mir mitgeschaffene Einrichtung »den Bach hinuntergehe«. Dieser Ratschlag rührte mich, ich hielt ihn damals aber für weltfremd, weil er den Lauf der Zeit irgendwie auszublenden schien. Schwang da nicht gestriges Beharrungsvermögen mit?

Wir waren im Aufbruch, die Welt stand offen, nirgendwo standen uns Schlagbäume und Grenzen im Wege. Ich besuchte Seminare, Foren und Arbeitstagungen.

Im Juni fuhr ich mit meinen beiden Sprechstunden-Schwestern zu einem Erfahrungsaustausch mit einer Diabetes-Einrichtung im Westen. Am Telefon waren wir freundlich, geradezu überschwänglich begrüßt und eingeladen worden. Natürlich, Herr Kollege, wir helfen gern …

Bei der Ankunft wurden wir von mittlerem medizinischen Personal begrüßt und in einen Aufenthaltsraum geführt. Ein Kollege kam vorbei und wünschte uns einen »Guten Tag«, dann brachte eine Schwester Waffeln. Das war's mit dem »Erfahrungsaustausch«.

Um nicht ganz umsonst die weite Reise gemacht zu haben, ging ich eigenmächtig auf Entdeckungstour, sprach mit Patienten, die ich auf dem weitläufigen Gelände traf. Einer erzählte mir, dass er seit zehn Jahren Diabetes habe und einmal im Jahr für eine Woche in diese Klinik zur Runderneuerung komme. Dafür nehme er Urlaub, damit sein Betrieb nicht erfahre, dass er Diabetiker, also krank sei.

Das hielt ich für unglaublich, aber nicht für verallgemeinerungsfähig.

Anfang August hatte ich die finanziellen Grundlagen für die Praxis-Gründung zu legen. Auf deutsch: Kredite aufzunehmen.

Die erste Bank, die ich kontaktierte, saß in einem Schweriner Hotel. Sie hatte für ihren »Außendienstmitarbeiter« ein Zimmer angemietet. Vor dieser Tür standen Kollegen Schlange. Also warten. Es war bereits gegen 20 Uhr, die Sonne schien noch, als ich an der Reihe war. Routiniert fragte der Mann: »Wie viel wollen Sie, und welches Fachgebiet haben Sie inne?«

Als ich einen – wirklich hohen – Betrag und das Fachgebiet nannte, gab er die Daten in seinen Rechner ein, drückte ENTER und erkundigte sich: »Können Sie garantieren, dass Sie quartalsweise mindestens 874 Patienten haben?«

Ich schüttelte den Kopf.

»Nein? Dann noch einen schönen Abend«, sagte er leidenschaftslos und wies auf die Tür.

Ich betreute bis dato Patienten mit bestimmten internen Krankheiten (Diabetes, Nierenkrankheiten sowie auch Patienten mit besonderer und offener Problematik auf Überweisung). Insgesamt war es ein Stamm von weit über 1.000 Personen. Aber die hatten alle ihren Hausarzt, und das war nicht ich. Sie kamen von insgesamt zehn Allgemeinmedizinern nur in periodischen Abständen zu mir. Wie sollte ich also wissen, wer von ihnen sich zum Stichtag 1. Januar 1991 bei gleichzeitiger Eröffnung aller neuen privaten Praxen mich als ihren künftigen Hausarzt wählt? Wenn beispielsweise sich jeder zweite für mich entscheiden würde -was mit schon recht hochgegriffen schien – hätte ich noch immer nicht die verlangten 874. (Dass tatsächlich etwa 90 Prozent dieser Patienten mich zu ihrem Hausarzt wählten, konnte ich damals ja nicht ahnen.)

Dann kam der 3. Oktober, und das nächste System wurde festgeschrieben. Ich hatte mir auf andere Weise Geld besorgt und begann mit der Anschaffung der Medizintechnik. Eine westdeutsche Firma für Praxisausstattungen konnte durch Großeinkäufe in der Industrie etwas günstigere Konditionen anbieten als bei Einzelkauf. Deren Vertreter waren (zunächst) beflissen bemüht, alle gewünschten Gerätschaften zügig zu beschaffen. Als dann das große Geschäft in sechsstelliger Höhe gelaufen war und es nur noch um Ergänzungen ging, die nicht so viel Provision abwarfen wie die Großgeräte, ließ das Engagement nach. Die Eröffnung der Ergometrie musste verschoben werden, weil der Monitor fehlte. Schließlich reagierte man nicht einmal mehr auf meine Nachfragen. Ich drohte damit, auf einem Niederlassungsseminar in der kommenden Woche meine Erfahrungen mit dem Unternehmen öffentlich zu machen. Schon am übernächsten Tag kam der Firmenchef persönlich und übergab mir den Monitor in meine Praxis. »Die Grundlage eines jeden Geschäftes ist das beiderseitige Vertrauen«, hob er salbungsvoll an. Und er überreichte mir eine Hämatokrit-Zentrifuge als Geschenk, deren Wert etwa 1.000 D-Mark betrug. Dies hat mich einerseits gefreut, beinahe wie ein Sieg, andererseits aber auch fast schon etwas angewidert.

Lange vor Auflösung der Poliklinik stand schon fest, welcher Arzt welche Schwestern in seine Praxis mitnehmen würde. Bis auf ganz wenige wurden alle übernommen und mussten sich nicht arbeitslos melden.

In jenem Jahr 1990 erschienen auch die letzten meiner 25 wissenschaftlichen Publikationen und ebenso vielen Kongress- und Tagungsbeiträgen. Insgesamt waren die letzten zwölf Jahre theoretischer Arbeit, die stets als »Hobby« neben und außerhalb meiner beruflichen Aufgaben lagen, ein bedeutsamer Abschnitt in meinem Leben. Die vielen dort gesammelten Erkenntnisse und Erfahrungen sollten mir auch in der zweiten Halbzeit meiner ärztlichen Tätigkeit im neuen System von Nutzen sein.

Vor mir lagen nun neue Pläne, Aufgaben, Wünsche und Ziele, für die alle Zeit der Welt kaum auszureichen schien. Ich fand mich in geradezu euphorischer Aufbruchstimmung. Alles um uns herum schien gut und besser zu werden und meine beruflichen und persönlichen Möglichkeiten hingen ganz allein von meinem eigenen Einsatz ab, der damit gar nicht hoch genug sein konnte.

Niederlassung und Führung einer überregionalen Schwerpunkt-Praxis 1991 bis 2013

Anfang Januar 1991 war die Medizintechnik vollständig. Mit einer High-Tec-Ausrüstung, von der ich ein Jahr zuvor noch als Science Fiction hatte träumen können, ging ich an den Start. Ich eröffnete meine eigene Niederlassung als Internist zunächst in Räumen neben dem Krankenhaus, die ich angemietet hatte. Ich hatte drei Mitarbeiter. Meine Frau wechselte aus der Stomatologie zu mir und sorgte für das Management der Rezeption und hielt mir mit organisatorischen Praxisarbeiten den Rücken frei.

Die Realität war überwältigend. Von 7 bis 21 Uhr gab es unmittelbare Praxistätigkeit, danach folgte Schreibtischarbeit (»Papierkrieg«). Der Arbeitstag ging selten vor 24 Uhr zu Ende.

Im März sagten wir uns, um so weitermachen zu können, sollten wir eine kleine Pause einlegen. Mit Freunden reisten wir für drei Tage nach Kopenhagen. Seminare konnten nur noch am Wochenende organisiert werden.

Auf einer solchen Veranstaltung der Kreisdiabetologen des Bezirkes Schwerin saßen wir, jetzt alle in der Niederlassung, wie in alten Zeiten einträchtig zusammen. Meine Frage, ob eine solch harmonische Runde auch denkbar wäre, wenn alle Beteiligten ihre Praxis in der gleichen Ortschaft hätten,sorgte vorübergehend für Irritation.

Im Mai fand das erste Klassentreffen nach der »Wende« und nach 30 Jahre nach Schul-Abschluss statt. Es kamen alle, auch jene, die Ende der 50er in den Westen gegangen waren. Es kam nicht zum befürchteten Hauen und Stechen, da erstens sich alle an die gemeinsam verlebte Jugendzeit erinnerten, also in positiven Reminiszenzen schwelgten, und zweitens: Alle lebten aktuell in gesicherten Existenzen, hatten beruflich festen Boden unter den Füßen.

Inzwischen gingen die Baumaßnahmen im Erdgeschoß meines Hauses voran. Zur Jahresmitte wollte ich in diesen Räumen meine Praxis neu eröffnen. Und ausgerechnet in der Woche vor diesem Ereignis hatte ich zwei Dinge gleichzeitig zu erledigen: den dritten Ultraschall-Kurs in Schwerin einschließlich Abschlussprüfung und zweitens, daran im Anschluss, den Praxis-Umzug zu erledigen. Zudem hatte ich einen fieberhaften Infekt. Aber alles ging gut, und am 1. Juli 1991 erfolgte die Eröffnung. Ein »Empfang« am Starttag lag mir nicht. Den ersten Tag in der neuen Praxis begann ich damit, wofür sie da war: mit bestellten Patienten und einem gefüllten Terminkalender.

Im nächtlichen Hausbesuchs-Bereitschaftsdienst hatte sich seit der »Wende« praktisch nichts verändert, abgesehen von den Rahmenbedingungen. Für die Einsätze (mitunter jeweils 5 bis 20 km) stand bis 1990 ein Bereitschaftsfahrer mit Pkw für den diensthabenden Arzt zur Verfügung, damit dieser den Kopf freihatte für seine Aufgaben. Ab 1991 musste jeder Arzt mit seinem eigenen Pkw selbst fahren. Und anschließend musste er alles auch noch in der geforderten Weise abrechnen.

Einmal wurde ich gegen 2 Uhr in eine etwa 15 km entfernte Ortschaft gerufen. Dort war ein Besucher aus Bützow bei Verwandten verstorben, der Rettungswagen war schon dort gewesen. Nun ging es nur noch um denTotenschein. Der Gastgeber fragte mich ernsthaft, ob ich die Leiche nicht gleich mit in die Stadt nehmen könne, ein regulärer Transport am folgenden Morgen wäre ihm zu teuer. Er würde sich auch erkenntlich zeigen.

Den Grund meiner prinzipiellen Ablehung konnte er offensichtlich nicht begreifen. Auch nicht meine ironische Frage, wie ich bei einer eventuellen Verkehrskontrolle den stummen Mitreisenden erklären sollte.

Neu waren im Praxisablauf auch die Besuche der Pharma-Vertreter. In Einzelfällen waren es nicht nur fachlich, sondern auch menschlich lohnende Gespräche. Mitunter aber waren es auch Beeinflussungsversuche, die weitere Kontakte ausschlossen. Auch hier kam mir die wissenschaftliche Signifikanz-

Statistik der letzten Jahre zugute, mit der ich deutlicher erkennen konnte, wann vorgelegte »Klinische Untersuchungsresultate« mit »deutlichen Hinweisen auf Überlegenheit« der selbstproduzierten Präparate real, überzogen oder schlichtweg Täuschungen waren. Alle Varianten kamen vor, auch wenn ich es zunächst nicht glauben mochte.

Im Frühling 1992 ging es es für ein Wochenende nach Seefeld in Tirol. Wir folgten der Einladung zu einer Fachtagung. Meine Frau und ich trafen befreundete Kollegen. Neben schönen und geselligen Stunden auf Bergen und in Bierzelten wurde auch wissenschaftliche Kost geboten. Allerdings nur als Dessert. In diesem Kontext stellt sich natürlich auch der Sinn oder Nutzen von Verstaltungen der Pharama-Industrie, bei denen das »Event« im Vordergrund stand. Ich würde nicht grundsätzlich und alle Veranstaltungen dieser Art als fragwürdig bezeichnen, denn es gab auch Solides.

Inzwischen kamen auch immer mehr Fremde in unser Land und suchten um Asyl nach. Die Menschen, die aus Bürgerkriegs- oder Naturkatastrophenregionen geflüchtet waren, wurden mitunter in wenig dafür geeigneten Einrichtungen untergebracht. In unserem Kreis wählte man dafüt ein ziemlich abgelegenes Heim, das, wie ich selber feststellen musste, zudem überfüllt war. Eines Morgens gegen 3 Uhr erhielt ich einen Notruf von dort und fuhr sofort hin. Einen Pförtner gab es nicht, und ich fand den Patienten in einem kleinen Raum, den er sich mit fünf Menschen teilte. Er krümmte sich vor

Schmerzen. Wie ich unschwer feststellen konnte, hatte er eine Nierenkolik. Nach entsprechender Injektionsbehandlung klangen die extremen Beschwerden rasch ab. Nachdem ich mit ihm die weiteren Schritte besprochen hatte, trat ich mit ihm auf den kaum beleuchteten Flur. Aus den Nebenzimmern kam ein Dutzend Heiminsassen auf uns zu und umringten uns. Einige weinten aus Freude, dass ich einem der ihren so schnell und wirkungsvoll geholfen hatte. Andere wollten mir aus Dankbarkeit Geschenke überreichen, was ich – ohne ihre Gefühle zu verletzen – freundlich ablehnte.

Diese Begegnung beeindruckte mich nachhaltig.

Im Frühjahr 1993 besuchte ich mit einem Freund aus Rostock Berlin und einen Ort bei Potsdam, in dem sein Bruder wohnte. Die Familie kam aus dem Osten, hatten also 1945 ihre angestammte Heimat verloren. Er war in der DDR Dozent, hatte ein Grundstück mit einem Häuschen erworben, dieses aus- und umgebaut. Nunmehr erschienen die früheren Besitzer und meldeten ihre Ansprüche an. »Rückgabe vor Entschädigung« war in den Staatsvertrag zwischen der DDR und der BRD formuliert worden. Dieses Prinzip sollte Etliche Ostdeutsche in den Ruin stürzen. Auch dieser Mann stand vor der zweiten Vertreibung.

Im April fuhr ich an einem Wochenende mit dem Auto zu einem Fachkolloquium nach Hessen. Bewusst mied ich die Autobahn. Die Eindrücke erinnerten mich wehmütig an 1950. Mittagessen auf dem Brocken, Abendessen am Fuße der Wartburg. In Hessen dann interessante Kommunikationsmöglichkeiten. Auf der Rückfahrt begleitete mich eine Kollegin bis Berlin. Sie war sowohl von der DDR als auch von den neuen gesellschaftlichen Verhältnissen enttäuscht und meinte, die Doppelmoral wäre nach der »Wende« nicht abgeschafft, sondern hätte sich allenfalls im Detail geändert. Jedes bewusste Erleben ist wohl nie von der eigenen Biografie zu trennen.

Unser ehemalige EOS wurde Bürgerhaus . In der Aula fand eine größere Veranstaltung einer Selbsthilfegruppe statt. Medienpräsenz war angesagt. Man lud mich ein, zum Austausch und zur Beantwortung von Fragen, etwa im Sinne eines Rundtischgespräches. Das empfand ich als angenehm. Eine Patientin, hoch in den 80er, von der Mobilität her sichtlich eingeschränkt, erkundigte sich bei mir. »Wir alle kennen Sie, Herr Doktor, von Kindesbeinen an. Wir haben Ihren Ausbildungs- und Lebensweg verfolgt und wissen, dass Sie Ihren Weg gerade und aufrecht gingen. Für Sie standen und stehen die Patienten im Mittelpunkt. Was aber wird sein, wenn nach uns Generationen kommen werden, die nichts anderes kennen als eine Gesellschaft, in der das Geld das Maß aller Dinge ist? Was können unsere Enkel später von Ärzten erwarten, die in dieser neuen Ordnung heranwachsen sind?«

Die Frage überraschte mich. Aber sie kam nicht von ungefähr. Ich antwortete diplomatisch: »In jeder Ordnung gibt es Menschen, die unbeeinflusst ihren

Weg gehen und sich nicht verbiegen lassen. Das war in der DDR so, und das ist auch in der Bundesrepublik so. Und die wird es immer geben.« Aus meiner heutigen Sicht bin ich geneigt, diese Formulierung als zeitlos gültig so stehen zu lassen.

Im Sommer starten meine Frau und ich per Bus zu der großen Skandinavienreise bis zum Nordkap. Natürlich betrachteten wir inzwischen mehr als sonst jede Reise und jedes Land auch unter dem Aspekt der politischen und gesellschaftliche Verhältnisse. In Schweden fiel uns auf, dass manche Hausbewohner über große Gärten verfügten, die aber nie und nirgends eingezäunt werden durften und in denen jeder Bürger spazieren gehen konnte wie in einem öffentlichen Park. Ein interessantes Modell, bei dem Grund und Boden Gemeingut war. In Deutschland unvorstellbar. Und vermutlich deshalb, weil die Bevölkerungsdichte erheblich größer ist als in Schweden.

Mit Interesse verfolgten wir den immer heller werdenden Nachthimmel, bis zur Krönung am Nordkap, als uns die Mitternachtssonne aus einer Höhe von etwa 10 Grad entgegenschien und es keinen Tag und keine Nacht mehr gab.

Die Rückreise von Nordnorwegen Richtung Süden führte über scharfe Kurven mit schroffen Abhängen. Die Beifahrerin, die meine Profession kannte, kam aufgeregt zu mir. »Willi, der Busfahrer, ist ganz weiß im Gesicht und schwitzt und schnauft.«

Ich ließ Willi im nächsten Ort vor einer Krankeneinrichtung halten und ein EKG fertigen.

Meine Befürchtung bestätigte sich: Hinterwandinfarkt. Willi kam sofort in das Polizeikrankenhaus vor Ort. Bis der »Ersatzfahrer« aus Deutschland eingeflogen war, hatten wir ungeplant Freizeit. Erst jetzt wurde uns bewusst, was alles hätte pasieren können, wenn die Beifahrerin nicht so aufmerksam gewesen wäre …

Neuheit für die Praxis: ein Computer für die Patienten- und Befunddatei. »Meine« drei Frauen und ich wurden in die technischen Details eingewiesen, und dann ging's los. Wir sparten damit fast eine Stunde am Tag, die anderweitig genutzt werden konnte. Es herrschte weiterhin Dauerbetrieb von früh bis gegen 21 Uhr.

Im März 1994 offrierte uns ein auswärtiges Reisebüro aus Marketinggründen eine einwöchige Reise nach New York mit Zwischenhalt auf Island zum Preis einer Schwarzwaldrundfahrt. Mehrere Freunde und Bekannte von uns kamen mit. Start im Hamburg. Nach der aufregenden Premiere eines Transatlantikfluges von etwa sechs Stunden, die wir mit spezellen Getränken würdigten, landeten wir in den USA. Ein Bus brachte die Passagiere unserer Maschine in ein Hauptgebäude, wo wir in einer Art Kellerbunker warten sollten. Dann kam jemand und erläuterte: »Bombenalarm! Sie müssen hier eine Weile ausharren.« Später erfuhren wir, dass das nichts Ungewöhnliches gewesen sei.

Das Hotel, in das man uns brachte, zählte 40 Etagen. Es ging aber noch höher hinauf: bei einem Helikopterrundflug über Manhattan. Abends gegen 22 Uhr Ende des Programms, aber unsere innere Uhr war schon auf 3 Uhr früh gestellt. Trotzdem wollte ich noch mal zur Lichtsinfonie auf den Time Square. Meine Frau hatte Bedenken: nachts und fast allein …

Aber ich ging doch, der Platz lag nur kurz um die Ecke. Auf dem Rückweg baute sich vor mir eine fast zwei Meter hohe Gestalt auf und wollte Geld. »50 Dollar!«.

Ich sagte ihm, das ich ein derartiges Vorgehen ablehne. Wenn er Probleme habe, könne man darüber sprechen. Ich sei erstmals in New York und an allem sehr interessiert. Ich schlug ihm vor, mit mir ins Hotel zu gehen, da könne er sich ein Menue aussuchen, was auf meine Rechnung ginge.

Offensichtlich hatte ich ihn derart überrascht, dass er auf meinen Vorschlag einging und mir folgte. Allerdings kam er nicht an dem Türsteher vorbei. Sorry, verabschiedete ich mich, bye and see you later.

Das war mein erster Tag in den USA.

Im Mai fand der jährliche Kongress der Diabetes-Gesellschaft statt, an dem ich stets teilnahm. Diesmal trafen wir uns in Berlin. Dem traditionellen Gesellschaftsabend, der stets mit einem solchen Kongress verbunden war, tauschte ich aus gegen ein Life-Konzert mit den Beach Boys am selben Abend im Grunewald. Als Event-Ausklang »Sloop John B.« – das war doch mal wirklich etwas anderes.

In der zweiten Hälfte Februar 1995 starteten wir mit einem befreundeten Ehepaar eine Südostasientour über Singapur, Malaysia und Indonesien. Beim Ausstieg in 70 km Entfernung vom Äquator herrschten tropische Temperaturen.

In Singapur fuhren wir mit der U-Bahn. Die Stationen hatten keinen Bahnsteig, es waren Hallen mit vielen Türen. Sie öffneten gleichzeitig, man trat hindurch und war schon im Zug. Fast Science Fiction. Essen und Trinken im Zug war verboten, die Strafe dafür betrug 500 Singapur-Dollar. Straßenverschmutzung kam noch teurer.

Bei einer Nachtsafari weit außerhalb der Stadt wurde viel gefeiert, es gab auch wirklich gute Getränke. Die Rückfahrt per Taxi dauerte über eine Stunde und so lange hielten unsere Blasen nicht durch. Wir wussten, wenn wir nun halten würden aus dringendem Grunde und der Fahrer würde uns anschwärzen, käme uns dies teuer zu stehen. Wir versuchten durchzuhalten. Aber dann, hart an der Grenze eines urologischen Notfalles, war es uns egal. Der Fahrer grinste nur. Und hielt, im Unterschied zu uns, dicht.

Die Regierungsform in Singapur wurde als autokratisch beschrieben, aber freier Markt pur. Wie auch auf anderweitigen Reisen in späteren Jahren konnten wir mehrfach Gesellschaftsmodelle erleben, die nicht nach dem deutschen Schema »Entweder – oder« funktionieren. Arbeitslosigkeit unter 0,5 Prozent. Wie das? »Die Gesellschaft ist für die materielle Absicherung von Arbeitslosen verantwortlich, und das kann am besten die kleinste Zelle, die Familie«. Und offenkundig war kaum eine bereit, wie man uns berichtete, jemanden durchzufüttern, wenn Arbeitsmöglichkeiten bestanden, das Familienmitglied gesund war und für seine Existenz sorgen konnte.

Die Fahrt über die Grenze nach Malaysia erinnerte uns an unsere eigene Geschichte. Wir passierten dichte Stacheldrahtverhaue und massive Betonwände. Auf der anderen Seite sah man deutlich, dass der Lebensstandard erheblich niedriger war.

Herbst in der Rostocker Uni. Zum Mittagimbiss gingen wir in das AOK-Gebäute. »Ein Protzbau«, schimpfen einige. »Dafür werden Patientengelder verwendet. Aber uns kürzt man die Budgets!«

Ab September erhielt meine Praxis de jure den Status »Diabetologische Schwerpunktpraxis«, die sie allerdings de facto schon von Anbeginn war. Mehr als 3.000 Mal im Jahr besuchten uns Patienten von auswärts. Sie kamen aus der Region zur Überprüfung oder Neuausrichtung der Therapie-Strategie.

Eine Woche im November nutzen wir bei einer kleinen Nilkreuzfahrt zum Entspannen. Die Pyramiden und Kairo beeindruckten sehr. Bevor wir durch die Wüste an das Rote Meer fahren wollten, gab es einen Terror-Anschlag auf einen Zug in Luxor. Nunmehr mussten wir mit dem Bus unzählige bewaffnete Straßenkontrollen überstehen.

In Kairo war der Autoverkehr chaotisch wie nirgends. Unser Taxi-Fahrer lacht: »Kein Problem. Um hier zu fahren, braucht der Mann nur drei Dinge: Gaspedal, Bremse und Glück.«

Am meisten beeindruckte jedoch der superklare Sternenhimmel über der Sahara.

1996 fuhren wir zum Karneval nach Rio. Zusammen mit einem befreundeten Ehepaar reisten wir nach Brasilien, danach ging es nach Paraguay.

Auf einer Amazonas-Tour gerieten wir immer tiefer in den Urwald und kamen bis zu einem Dorf, in dem nur noch Eingeborene lebten, die weder portugiesisch noch englisch verstanden. Eine Mitreisende hatte durch Stress, wie sie sagte, ihre Tage früher bekommen und darum nichts dabei. Wir wollten ihr bei der Beschaffung einer Vorlage dolmetschend helfen. In einem »Urwald-Tante-Emma-Laden« teilten wir dem Betreiber unseren Wunsch mit. Jemand aus unserem Kreis beherrschte einige indianische Worte. Nach einiger Zeit schien der Kaufmann das »typische Problem mit Frauen« verstanden zu haben. Er feixte, ging nach hinten – und kam mit einer Flasche Schnaps wieder.

Ein Helikopterflug über den Iguassu nach Argentinien rundeten die Reise ab.

Auf einer zentralen Diabetes-Tagung in Berlin erfuhr ich, dass Schwangere in den alten Bundesländern einen Test zum Ausschluss eines Schwangerschafts-Diabetes selbst bezahlen müssen. Die ostdeutschen Kollegen waren erstaunt. Bei uns war der kostenlose Check elementarer Standard. Eine Diskussion mit Kollegen aus den alten Bundesländern über eine entsprechende Nachbesserung bei ihnen kam nicht zustande. Bei ihnen war und ist alles besser – wir sollten die in der alten Bundesrepublik übliche Praxis übernehmen.

Und noch eine Überraschung kam auf uns zu: Nicht-Ärzte schrieben vor, wie viel Ärzte für eine Behandlung maximal ausgeben dürfen. Hielte sich ein Arzt tatsächlich an diese Vorgabe und der Patient käme wegen unzureichender Behandlung zu Schaden, würde nur der Arzt zur Verantwortung gezogen – nicht jener, der das Budget festgelegt hatte. Behandelte er aber so, wie er es für notwendig hielt und überschritt dabei die vorgegebene Obergrenze um mehr als 25 Prozent, haftete er persönlich für alles, was darüber lag.

Das ist ungefähr so, als sorge eine Feuerwehr dank Vorbeugung und Umsicht dafür, dass es nur wenig zu löschen gibt. Eine externe Behörde stellt fest, dass in den vergangenen fünf Jahren 500 Kubikmeter Löschwasser verbraucht wurden, woraus sie die Vorgabe ableitet, künftig pro Jahr nur noch 100 Kubikmeter Löschwasser verbrauchen zu dürfen.

Was, wenn – wider Erwarten – ein Großbrand ausbricht und die 100 Kubikmeter nicht reichen?

Wir gingen Ende 1996 wieder auf die Straße und demonstrierten in der Landeshauptstadt gegen diese Politik. »Langsam sehn wir wieder rot, Seehofer macht Praxen tot«, textete eine Kollegin für unser Transparent. Der CSU-Politiker, ein gelernter Verwaltungsbeamter, war seit 1992 Bundesgesundheitsminister und für diese Budget-Politik verantwortlich.

Jene Protestierer, die daran erinnerten, dass es solche Restriktionen in der untergegangenen DDR und ihrem Gesundheitswesen nie gegeben habe, wurden mit dem platten Argument mundtot gemacht, sie wollten wohl die DDR wiederhaben. Dieses Totschlag-Argument war inzwischen groß in Mode gekommen.

Wenn die Krankenkasse einen Mediziner wegen »überhöhter Kosten« an den Untersuchungsausschuss gemeldet hatte, konnte von den Prüfungsärzten der Kassenärztlichen Vereinigung (KV), von denen ich einer war, die Ursache der Überziehung ermittelt werden. Das war durchaus demokratisch, kostete aber allen Beteiligen Zeit, die wir nicht hatten. Wenn man damit jemandem jedoch vor dem Regress bewahren konnte, war es gut. Das gelang hin und wieder – aber nur dann, wenn der Untersuchungsausschuss unser Votum akzeptierte.

Insofern waren all jene zu verstehen, die diese »Regeln« und das System, das sie erdacht und geschaffen hatte, grundsätzlich infrage stellten. Ich selbst erinnerte mich der Äußerung eines Freundes vor Jahrzehnten, als er meinte, ich solle das System der Unfreiheit hinter mich lassen und in der Bundesrepublik bleiben, wo man doch »frei« arbeiten könne.

Auch 1997 wurde wieder gegen die Gesundheitspolitik demonstriert, die Gründe blieben ja unverändert bestehen. Eine große Anzahl meiner Patienten mit Mehrfacherkrankungen waren auch Diabetetiker und brauchten das teure Insulin. Folglich lagen meine Arzneimittelkosten deutlich über den Durchschnittskosten einer allgemeinen internen Praxis. Obgleich ich von der Kassenärztlichen Vereinigung unseres Bundeslandes als Schwerpunktpraxis für Diabetes bestätigt worden war, musste ich »Praxisbesonderheiten« nachweisen, mit denen ich die erhöhten Kosten erklären sollte.

Solche Gründe waren, das nur nebenbei, kaum eine Empfehlung für Berufsanfänger, sich als Arzt niederzulassen.

Im Herbst schalteten wir zwei Wochen lang in Griechenland ab. Dort hatte man den Kampf gegen Alkohol am Steuer erfolgreich geführt. Stark betrunkenen Fahrern verloren das Auto als »Tatwaffe«, es wurde beschlagnahmt. Das wirkte..

Im September 1998 wurde unter dem Dach der Kassenärztlichen Vereinigung Mecklenburg-Vorpommerns eine Diabetes-Komission gegründet. Ich wurde gebeten, deren Leitung zu übernehmen. Das tat ich.

Im Oktober fand unsere dritte Demo in der Landeshauptstadt statt, viele Kollegen und Mitarbeiterkonnten und wollten sich mit den herrschenden Zuständen nicht abfinden.Am 27. September hatte es einen Machtwechsel gegeben. Nach 16 Jahren war die konservativ-liberale Bundesregierung abgewählt worden. Seither regierte Rot-Grün. Nicht wenige von uns hofften darauf, dass sich in der Gesundheitspolitik etwas ändern würde.

Nach Weihnachten starten meine Frau und ich mit einem befreundeten Ehepaar zur Reise unseres Lebens. Wir nahmen das, was uns immer wichtig war, die Weltanschauung, nun einmal wörtlich: die Welt anschauen.

Die erste Etappe unserer Reise um die Welt endete in Hongkong. Dieses Gebilde, hundert Jahre autonom, war unlängst in den Schoß des großen China zurückgekehrt. Aber davon war, zumindest für uns, nichts zu merken. Hongkong war noch immer eine kapitalistische Hochburg der Extraklasse, mit einem Leuchtreklamen-Inferno und einem, wie uns gesagt wurde, materiell zehn Mal höheren Lebensstandard als in »Volkschina«. Wir feierten Sylvester auf einem Schiff vor der gleißenden Skyline.

Die zweite Etappe war Australien. Sydney empfing uns im Hochsommer mit Temperaturen von 35 Grad im Schatten. Von dort ging es weiter nach Neuseeland. Einwanderer, so erfuhren wir, durften dort nur arbeiten, wenn ihre Ausbildung und der Nachweis der Befähigung in Neuseeland erfolgt war. Wir hätten als Einwanderer also keine Chance. Wir wurden in Gesprächen wiederholt auf den Euro angesprochen, der 2002 in Westeuropa als einheitliche Währung eingeführt werden sollte. Uns verwunderte, dass dieses Thema schon jetzt interessierte. Und das am anderen Ende der Welt. Die Neuseeländer lieferten die Erklärung mit: Sie hätten schon lange die Nase voll von der weltweiten Dominanz des US-Dollars. Man freue sich darum, wenn es eine Alternative gäbe.

Dann ging es weiter zu den Fiji-Inseln. Wir sahen menschenleere kilometerlange Strände, eine Welt für sich. Die Natürlichkeit der dort lebenden Menschen, ihr Umgang untereinander und mit den Gästen, war angenehm und wohltuend.

Nächster Sprung: Los Angeles oder LA, wie man dort sagt, eine Stadt so groß wie Mecklenburg, ein »Anti-New-York«. Erkennbares Ziel: jedem Anwohner sein eigenes (Holz-)Haus mit Garten. Daher die Ausdehnung in der Fläche. Lediglich in einem kleinem Zentrum (Downtown) standen die unvermeidlichen Hochhäuser .

Dann ging es zurück nach Europa. In Frankfurt am Main zogen wir Bilanz: In 18 Tagen hatten wir 43.000 Kilometern geschafft, wir waren es auch. Wie in Jules Vernes Vorlage (»In 80 Tagen um die Welt«) kamen wir nach unserem Kalender am Freitag um 21.30 Uhr in Bützow an. Tatsächlich aber war es erst Donnerstag. Wir hatten schließlich die Datumsgrenze von West nach Ost überschritten und so einen Tag »gewonnen«.

Mit drei Wochen war es der längste aller meiner Praxis-Urlaube.

In der zweiten Woche im August veranlasste uns ein besonderes Naturereignis, für drei Tage zu pausieren und nach Süddeutschland zu meiner Cousine zu reisen. Dort sollte man eine totale Sonnenfinsternis beobachten können. Für massenhaft angereiste Enthusiasten aus halb Europa wurde es die totale Enttäuschung: Eine dicke Wolkendecke zog vor die Sonne. Aber immerhin: Mittags wurde es für mehrere Minuten stockdunkel, so dass alle Lichter angingen.

Wir trösteten uns damit, dass die nächste Sonnenfinsternis 2006 in der Türkei zu sehen sein würde. Da würden wir dabeisein.

Im August waren drei Tage Hannover angesagt: »EXPO 2000«. Kulturell, politisch und wirtschaftlich stellten sich über 100 Länder vor, mit Verangenheit, Gegenwart und Zukunft. Wirklich ein besonderes Ereignis.

Im November dann ein kleines Neben-Jubiläum, für einige mit etwas gemischten Gefühlen: Für das ehemalige Team unseres früheren poliklinischen Teilbereiches »Fachmedizinisches Zentrum« (etwa 30 Personen) organisierte ich ein Treffen nach 25 Jahren Beginn und zehn Jahren Abschluss dieser Einrichtung. Es gab natürlich für alle sehr viel zu erzählen. Auch meine Schmalfilme von gemeinsamen Ausflügen wurden gemeinsam erlebt. Eine Kollegin war aus Norwegen angereist, wohin sie inzwischen die bundesdeutsche Wirklichkeit getrieben hatte. Fast alle hatten beruflich wieder Fuß gefasst. Ein guter Anlass, zwischendurch mal Bilanz zu ziehen.

Eine Fachtagung in Wien sorgte 2001 für Abwechslung. Neben dem Vortragsprogramm zur besseren fachlichen Übersicht startete ich mit dem Fesselbalon zur besseren Übersicht über diese schöne Stadt. Einen Monat später besuchten einige Kollegen der Schwerpunktpraxen und ich ein Werk zur Insulin-Produktion in Kopenhagen, interessante Aspekte technisch und fachlich. Aber auch preispolitisch: Es gab, wie wir feststellten keinen einheitlichen Preis für dieses Medikament. Dieser richtete sich nach dem Bruttosozialprodukt eines Landes. Eine merkwürdige Preisbildung.

Unseren Jahresurlaub verlebten wir auf einem Kreuzfahrtschiff, dass auch St. Petersburg anlief. Zum ersten Mal seit dem Untergang der Sowjetunion war ich wieder in Russland. Das frühere Leningrad war eine kapitalistische Metropole geworden, laut, bunt, quirlig. In den Gesprächen mit Einheimischen hieß es, dass es vielleicht zehn bis zwanzig Prozent der Menschen besser ginge, aber etwa achtzig Prozent lebten unter schlechteren Bedingungen als zu Sowjetzeiten, und die waren zumindest in der Endphase bereits miserabel.

Daheim zogen die sogenannten Igel-Leistungen (»Individuelle Gesundheitsleistungen«) in einige Praxen ein. Leistungen, welche die Kassen nicht finanzierten und die Patienten selbst zahlen mussten, sollten den Gesundheitsetat entlasten. Tatsächlich aber waren sie in meinen Augen der indiskutable Versuch, zusätzliche Honorarquellen auf Kosten der Patienten zu erschließen. Ich habe Zeit meines Lebens nie Igel-Leistungen angeboten, ich hielt es für unanständig. Diese Vorlage war unter der sozialdemokratischen Gesundheitsministerin Ulla Schmidt eingeführt worden, die in jenem Jahr das Amt von der wegen der BSE-Krise zurückgetreten Grünen-Politikerin Andrea Fischer übernommen hatte. Seit 2013, das nur nebenbei, ist sie Vorsitzende des Aufsichtsrates des Klinikums Region Hannover.

Im Frühjahr 2002 hatte ich mit einer Krankenkasse ein Erlebnis der besonderen Art.

Ein Mittvierziger kam mit akuten Luft- und Konditionsbeschwerden zu mir. Auf dem Fahrradergometer gab es Anzeichen deutlicher Verstopfung der Herzkranzgefäße. Sofortige Blutproben färbten sich in den Testbehältern innerhalb weniger Minuten milchweiß. Das war ein Hinweis auf exzessiv erhöhte Blutfette, welche die Koronarien zunehmend verschlossen. Blutfettsenker hätten wie der berühmte Tropfen auf den heißen Stein gewirkt. Und es drängte die Zeit, da eine solche Entwicklung nicht lange mit dem Leben vereinbar ist. Eine effektive Therapie in solchem Falle ist die wöchentliche Apherese, das heißt mit der künstlichen Niere das dicke Blutfett auszuschwämmen. Hatte das umgehend veranlasst.

Dann kam die Information seiner Krankenkasse, dass sie diese Therapie nicht bezahle, weil sie zu teuer und damit unwirschaftlich sei. Mein Widerspruch über den Medizinischen Dienst der Krankenkassen half nichts. Zeit verging.

Daraufhin stellte ich der Kassenleitung ein Ultimatum: Wenn sie bis zum Termin nicht die Therapie bewilligten, würde ich die Medien informieren.

Am Tag darauf kam die Nachricht von der Kasse, dass ein Missverständnis vorgelegen habe, natürlich bezahlte sie die notwendige Behandlung. Dem Patienten konnte ich die erfreuliche Nachricht überbringen und die Fernsehreporter abbestellen.

Dies war allerdings kein Einzelfall.

An einem Tag im Mai frühstücke ich zu Hause und esse Mittag bereits in Paris, man kann es schaffen.

Ich nahm an einer Fachveranstaltung mit Stadtrundfahrt durch die nächtliche City teil. Am Tag darauf arbeitete ich wieder in der Praxis. Das tägliche Pensum konstant bei über zwölf Stunden. Die Schwestern arbeiteten in zwei Schichten nacheinander, ich hintereinander in beiden Schichten.

Im Juni erneuter kurzer Zweitage-Sprung, diesmal nach München, eine Kardiologie-Fachveranstaltung mit ergänzendem gesellschafts-politischem Thema. Hauptreferent war Hans-Dietrich Genscher. Er wollte uns animieren, uns verstärkt in die gesellschaftlichen Prozesse einzumischen.

Im Oktober flogen wir zum Entspannen nach Gran Canaria. Uns beeindruckte das Management mit dem kostbaren Wasser. Das Leitungswasser wurde nicht so stark gereinigt wie in Deutschland, war darum auch nicht trinkbar. Trinkwasser konnte man ja kaufen. Dadurch aber war das Brauchwasser auch billiger. Und man sparte Geld und Energie bei der Aufbereitung. Wer denkt bei uns schon darüber nach, dass weit über 90 Prozent unseres hochgereinigten Trinkwassers zweckentfremdet benutzt wird: Toilettenspülung, Baden, Duschen, Waschmaschinen. Spülautomaten, Autowäsche … Wasser ist ein zu wichtiger Rohstoff, um ihn zu vergeuden.

An meinem 65. Geburtstag wäre ich um ein Haar ins Gefängnis gekommen. Wegen Alkohol.

Mit einem befreundeten Ehepaar wollten wir auf einer USA-Reise durch den Südwesten diesen Tag am Grand Canyon verbringen. Vor dem Aufbruch holte ich morgens von der Tankstelle zur Feier des Tages noch einen kleinen »Schluck«. Spaßeshalber prostete ich mit der Flasche dem Tankwart zu. Im selben Moment fuhr eine Polizeistreife vorbei. Trinken von Alkohol in der Öffentlichkeit ist gesetzlich verboten (würde ich mir auch für Deutschland wünschen). Selten im Leben konnte ich meine Englischkenntnisse so nutzbringend anwenden wie hier. Die Situation konnte geklärt werden und der gecharterte Hubschrauber am Canyon brauchte zum Jubiläumstag nicht vergeblich auf mich zu warten.

In einer Einkaufsmeile von San Francisco suchte ich in Buchläden nach einer Weltkarte. Es gab nur Karten der USA, von Nord- und Gesamtamerika.

Bei Ankunft in Hawaii wurden traditionell die Ankommenden mit Blumenkränzen von Hawaiianerinnen begrüßt. Wir bekamen keine umgehängt und wurden durch einen Korridor nach draußen geleitet. Der Grund: Deutschland hatte sich verweigert, US-Präsident Bush in den Krieg gegen den Irak zu folgen. Wir gehörten nicht zur »coalition of the willing« und wurden daher im 52. US-Staat als … ja, als was?, sagen wir: als nicht sonderlich willkommen betrachtet.

Wir standen plötzlich allein auf einer Nebenstraße. Aber wir trafen später auch Menschen, die uns versicherten: »Auch wir teilen Bush's Politik nicht. Wir schämen uns dafür.«

Beim Rückflug über San Francisco hatten wir dort etwa sechs Stunden Aufenthalt. Zwei Möglichkeiten bestanden: Wir warteten auf dem Flughafen die Zeit ab, oder wir fuhren mit dem Taxi kurz in die Stadt. Ich schlug die erste Variante vor, denn falls auf dem Stadtexkurs irgendwas dazwischen käme, würden wir unseren Rückflug verpassen.

Beim Einstieg ins Flugzeug erfuhren wir über Bordfunk, dass Bagdad bombardiert würde. Der Krieg hatte also begonnen. In San Francisco werde demonstriert, der Verkehr sei in der Innenstadt zusammengebrochen. Im Nachgang wurde bestätigt, dass meine Entscheidung richtig war – so sehr ich es begrüßte, dass Kriegsgegner auch in San Francisco protestierten.

In den deutschen Medien fand ich nach unserer Rückkehr darüber keine Zeile, was wieder einmal den Eindruck bestätigte, dass die Welt wirklich nur selektiv in unseren Medien wiedergespiegelt wurde.

Im August las in Rostock der ehemalige DDR-Aufklärungschef und Stellvertreter Mielkes aus seinem neuen Buch »Freunde sterben nicht«. Ich fuhr gemeinsam mit unserem Pfarrer zu dieser Veranstaltung und ließ mir das Buch signieren: »Von Markus Wolf für Jürgen Buhr«. Bei einem nicht übermäßig willkommenen Besuch einer Familie, in der man laut Lichtenberg es eher lernt, die Nase zu rümpfen als zu putzen, war es mir fast eine Freude, sie mit dieser Widmung zu schocken.

Ende September fuhren wir an einem Wochenende mit Freunden zum Münchner Oktoberfest. Die Stimmung beschrieb uns ein einheimischer Hotelangestellter: »Gestern war es besonders gut, schon gegen 11 Uhr standen alle auf den Tischen«.

Uns Norddeutsche hätten sie nicht einmal 23 Uhr dort hinauf bekommen.

In der Diskussionsrunde eines Seminars ging es um den Begriff Lebensqualität und den Stellenwert des Monatseinkommens dabei. Die Beiträge kamen wie erwartet. Um das Gespräch etwas zu würzen, fragte ich: »Möchten Sie lieber 1.000 oder lieber 2.000 Euro im Monat verdienen?«

Ich frage weiter in die Verwunderung: »Lieber 1.000, wenn alle anderen nur 500 haben, oder lieber 2.000, wenn alle anderen 5.000 bekämen?«

So kam eine philosophische Diskussion in Gang.

2004 führte Ulla Schmidt die »Praxisgebühr« ein. Dem Arzt wurde von den Krankenkassen pro Patient 10 Euro vom Honorar abgezogen, die er von diesem wieder einzufordern hatte. Zahlte der Patient nicht (weil er nicht konnte), trug das nicht etwa die Kasse, sondern die Praxis. Nur speziell definierte Patienten waren von der Gesetzesvorgabe befreit.

Dieses System wurde auch für den Kassenärztlichen Notdienst eingeführt, d. h. nach jedem Hausbesuch und Noteinnsatz hatte der Arzt vom Patienten 10 Euro zu fordern, oftmals eine absurde Situation. Wenn es beispielsweise einem Patienten zunehmend schlechter ging, dass man ihn mit in die Klinik nehmen musste, ohne zu wissen, ob er diese lebend wieder verlassen würde, musste man vor der

Abfahrt der Frau noch zehn Euro abknöpfen. Das empfand, zu Recht, mancher als pietätlos und unterließ es darum.

In solchen Situationen schämte ich mich für die Menschen, die sich so etwas ausgedacht hatten und zahlte den Betrag lieber selbst.

In meiner eigenen Praxis führte ich zur Vermeidung der regelmäßig wiederkehrenden lästigen und zeitaufwendigen Prozeduren bei der Praxisgebühr-Erhebung ein Verfahren mit Hilfe einer Firma in Schleswig-Holstein ein. Mit dem Einverständnis des Patienten zog ich die Gebühr online von seinem Konto ein. Die Kosten für diesen technischen Service trug ich selbst, das aber war mir die Vereinfachung wert.

Die Praxisgebühr wurde bis zum 31. Dezember 2012 erhoben. Der Bundestag hatte im November mit den Stimmen aller (!) Fraktionen diese abgeschafft. Das Ziel, die Zahl der Arztbesuche auf diese Weise zu verringern und die Inanspruchnahme von Vertragsärzten zu strukturieren, sei nicht erreicht worden, stellte man fest. Geringverdiener wurden von notwendigen Arztbesuchen abgehalten. Die Praxisgebühr habe zudem einseitig die Patienten belastet, die Zusatzeinnahmen seien gering gewesen und hätten nur knapp ein Prozent der Ausgaben der gesetzlichen Krankenversicherung gedeckt. Die Praxisgebühr habe unnütze Bürokratie geschafft – darum weg damit. Um das zu erkennen, hatten man zehn Jahre gebraucht. Wir Ärzte und Patienten, die darunter gelitten hatten, wussten dies schon seit zehn Jahren.

Unseren Jahresurlaub verbrachte wir auf den Kapverden. Diese Reise erschien uns wie eine »Soziale Zeitverschiebung« zu den Kanaren, die wohl in den 50er Jahren vor der massenhaften Vermarktung auch noch so ursprünglich gewesen waren wie diese Inseln vor der westafrikanischen Küste. Um ausländische Gäste zu locken, sich auf den Inseln ganz niederzulassen, wurden beachtliche Offerten präsentiert. Eine Fertig-Wohneinrichtung (ein großes Haus mit zwei Wohnzimmern, zwei Schlafzimmern, zwei Badezimmer und Badeeinrichtungen mit Pool, Garagen und eine Begrenzungsmauer) war schlüsselfertig für 35.000 Euro zu haben.

Im August besuchten wir das Space-Center in Bremen, das kurz danach geschlossen wurde, und im Oktober erholten wir uns im Goldenen Herbst auf Rügen. Dann ging es wieder in die Vollen.

In den Medien wurde wiederholt im Jahr 2005 die Situation Kassenpatient-Privatpatient präsentiert. Dazu ein paar Ausführungen an einem konkreten Beispiel: Bei der Praxiseröffnung durfte man sich im sechsstelligen Bereich privat verschulden, um Ultraschalluntersuchungen durchführen zu können. Nun wurde im Rahmen der Budgetierung für die Arztpraxen auch für die Sonographie die Budgetschraube weiter angezogen. Nach den letzten Vorgaben in einem Punktesystem durfte ich als hausärztlicher Internist praktisch lediglich zwei Ultraschall-Untersuchungen pro Tag durchführen. An meinem eigenen, von mir finanzierten Gerät!

Darüber hinausgehende Nutzungen wurden nicht nur nicht vergütet, auch die anfallenden Kosten sollte der Praxis-Betreiber übernehmen.

Natürlich habe ich mich zu keiner Zeit unsinnigen Vorschriften gebeugt, auch dieser nicht. Ich habe darum jede Sonographie, die sowohl sinnvoll als auch erforderlich oder gewünscht war, vorgenommen. Alles andere wäre m. E. eine Vernachlässigung der Sorgfaltspflicht, zu der uns die Politik nötigen wollte.

Und auch aus einem zweiten Grunde habe ich mich von derartigen Limitierungen niemals leiten lassen: Ich sah mich außerstande, sowohl meine berufliche Auffassung und deren Umsetzung als auch mein damit zusammenhängendes soziales Wohlbefinden von realitätsfernen Leuten aus der Politik abhängig zu machen. Dort dachten sie sich so etwas aus, ohne dabei persönliche Verantwortung auch nur für einen einzigen Patienten übernehmen zu müssen.

Angenommen, dass sich verschiedene Praxisbetreiber nach diesen Vorgaben richteten, entstünde folgende schizophrene Situation: Ein sonographierender internistischer Hausarzt hat beispielsweise Anfang Februar sein Sono-Quartals-Budget ausgeschöpft und beschließt, sich an die Vorgabe zu halten. Dann könnte ein Kassenpatient, der nun am 2. Februar einen Termin für eine Ultraschall-Untersuchung wünscht, frühestens ab Anfang April, also im nachfolgenden Quartal, einen Termin erhalten. Ein Privatpatient jedoch, für den die zentrale Vorgabe *nicht* gilt, könnte noch am selben Tag oder in der selben Woche untersucht werden.

Und dann schreit die Politik (und die Medien): »Aus finanziellen Gründen bevorzogen die Ärzte nachweisbar die Privatpatienten, da sie bei Kassenpatienten nicht soviel verdienen.« (!) Also gerade diejenigen, die den Ärzten ein solches Korsett aufzwingen wollen, machen diese auch noch für die Folgen ihrer politisch gewollten Entscheidungen verantwortlich. Es gibt viele Kollegen, die eine derartige Perfidie für nicht mehr steigerungsfähig halten. Sollten die alle schief liegen, oder hängt in unserem Lande etwas schief?

Im Frühjahr 2006 lösten wir das Versprechen ein, das wir uns bei der »missglückten« Sonnenfinsternis 1996 in Süddeutschland gegegeben hatten. Wir reisten in die wolkenlose Türkei nach Antalya. Das Ereignis selbst war mit Worten nicht zu beschreiben. Als es mittags erst allmählich etwas und dann plötzlich ganz dunkel und auch etwas kühler wurde, erstarb sogar das Vogelgezwitscher. Nur der Horizont selbst leuchtete wie ein schmaler Feuerstreifen.

Unser Hotel war ein All-inclusive-Betrieb. Die Hotelpark-Anlagen waren mit dichten Büschen umschlossen. Ich kroch einmal durch die Sträucher, Neugier trieb mich, ich wollte sehen, was dahinter verborgen war: eine zweireihige Stacheldraht-Begrenzung. Niemand sollte die Hotelgäste stören. Ich verspürte einen faden Geschmack im Hals.

Inzwischen hatte die Politik – neben der Budgetierung von Leistungen und Medikamenten – einen neuen Geniestreich ersonnen. Den Apothekern wurde das Recht zugestanden, das vom Arzt verschriebene Medikament durch ein anderes, aber preiswerteres zu ersetzen. Die sogenannten Nachahmerpräparate, Generika genannt, waren bzw. sind eine wirkstoffgleiche Kopie eines bereits unter einem Markennamen auf dem Markt befindliches Medikament, dessen Patentschutz erloschen war. Sie waren deshalb billiger, weil erstens die Forschungskosten und zweitens der bei Markenartikeln übliche Aufschlag gespart wurden. Warum das alles so ist, wer damit welche Interessen verfolgt, will ich hier nicht erörtern, sondern nur die Konsequenzen für die Patienten andeuten. Wenn zum Beispiel die alte Oma, sich daran gewöhnt hatte, morgens die kleinen gelben und grünen und abends die großen roten Tabletten einzunehmen, nun plötzlich blaue Kapseln und schwarze Pillen nehmen soll, kann man die Komplikationen ahnen, die sich daraus ergeben können.

Gegen diese Regierungsabsicht demonstrierten am 19. Mai in Berlin Tausende Mediziner und Patienten. Auch wenn Zeit knapp war, dafür machte ich mich frei. Es kamen viele Ärzte aus ganz Deutschland, auch Schwestern – allerdings waren die Patienten erkennbar in der Minderheit. Wenn mich später (wenn auch selten) ein Patient einmal verärgert anfuhr, wieso ich denn nicht dafür sorge, dass er seine bisherigen Medikamente weiterhin bekomme, dann fragte ich ihn nur: »Wo waren Sie denn am 19. Mai?«

Auf dem Diabetes-Kongress in Leipzig ging es am Rande um mögliche Formen der ambulanten medizinischen Einrichtungen, dabei fiel auch der Begriff der »Einzelhaft-Niederlassung«. Von solcher konnte ich allerdings nicht berichten, da ich meinen Zeitplan stets so eingerichtet hatte, dass praktisch monatlich Außen-Kommunikation bei Tagungen und anderen Fachveranstaltungen möglich war.

Im April 2007 nahm ich mit einem Freund an einer Lesung von Wolfgang Leonhard in Rostock teil. Leonhard war in der Sowjetunion aufgewachsen, mit der »Gruppe Ulbricht« 1945 nach Berlin zurückgekehrt und einige Zeit als Lehrer an der Parteihochschule tätig gewesen. Dann war er über Jugoslawien in die Bundesrepublik gegangen, wo er als Kreml-Experte reüssierte. Er war als ehemaliger Insider vertrauter mit der Materie als andere. Nachdem sich aber die Sowjetunion aus der Geschichte verabschiedet hatte, verlor Prof. Leonhard auch sein Lebensthema. Und er begann den Osten wieder zu bereisen, weil sein Name dort einen respektablen Klang hatte. Noch immer.

Sein Auftritt erinnerte mich an Dinge, die weit zurücklagen, und manches, was er zum Vortrag brachte, war mir unbekannt. Aber an Stalins Ableben und den Bohei, der darum im Heim gemacht wurde, konnte ich mich noch gut erinnern.

Ende Mai feierten wir die »Goldene Konfirmation«. Konfirmanden reisten aus den alten Bundesländern zum ersten Mal wieder in die Stadt ihrer Kindheit.

2008 war es vierzig Jahre her, dass ich das Studium beendet hatte. Wir trafen uns nach 1998 und 2004 zum dritten Mal in der Runde der ehemaligen Kommilitonen. Und für dieses exklusive Jubiläum hatte ich eine besondere Überraschung vorbereitet: Unser Professor für Anatomie (»Anatomie ist nicht alles – aber mit Anatomie fängt alles an«) hielt noch einmal eine Vorlesung. Dazu suchten wir unserem alten Hörsaal auf, der sich seit damals nicht verändert hatte. Damit war der »Feuerzangenbowlen-Effekt« gelungen. Später wechselten wir in das gegenüberliegende RADISSON.

Im Mai 2009 starteten wir mit zwei befreundeten Ehepaaren eine Donauschifffahrt. Bei der Besichtigung einer Kirche in Eger agierte eine ältere Frau als Fremdenführerin. Dabei stelle ich fest, dass es die Nachbarin und Freundin meiner Gastgeberin vor 45 Jahren am Donauknie war. Ich hatte seinerzeit ein paar Tage dort verbracht, und wir waren mit dem Versprechen voneinander geschieden, nach einem Jahr uns unbedingt wiedersehen zu wollen. Aber wie bei Piroschka kam auch bei mir etwas dazwischen, und zwar Marion.

Im August begingen wir in gleicher Besetzung im Teutoburger Wald den 2000. Jahrestag der berühmten Schlacht. Viele Veranstaltungen.

Meine Halbschwester, die mir 1979 zu ihrem 70. Geburtstag die Besuchsreise in den Westen ermöglicht hatte, feierte nun tatsächlich ihren 100, und wir waren dabei.

Praxismäßig ergaben sich keine Neuigkeiten und auch in der Gesundheitspolitik blieb alles wie gehabt.

2010 wurde im Klinikum einer Nachbarstadt ein Hund eingestellt. Die tiergestützte Therapie psychisch Kranker intessierte mich schon. Ich besuchte den neuen »Kollegen«. Ein rührendes Erlebnis.

Im Sommer tagt die Norddeutsche Diabetes-Gesellschaft in Bremen. Dort erfuhr ich, dass der Check von Graviden auf Schwangerschaftsdiabetes noch immer nicht als Standard durchgesetzt worden war. Bei der Diskussion erwähnte ich, dass dieser Test von uns nun schon seit über 20 Jahren routinemäßig erfolgte, wann denn damit zu rechnen sei, dass unsere Kollegen im Westen es uns gleichtun würden. Die Reaktion der dortigen Diskussionsleiterin lautete sinngemäß und recht affektiv: »Warum reißen Sie hier Gräben auf, wir wollen doch zusammenkommen!«

Eine Sachdiskussion war nicht möglich. In diesem Moment fiel mir wieder die westdeutsche Diabetesklinik mit den Waffeln ein. Einige Kollegen von uns hätten sich , wie sie es ausdrückten, mehr soziale und fachliche Kompetenz und weniger Hybris gewünscht. Letzteres kann Ersteres ja nie ersetzen, auch wenn man in anderen Bereichen teilweise Ähnliches beobachten konnte. Hier muss ich aber ergänzen, dass derartiges nicht der Regelfall war.

Im Mai 2011 feierten wir »Goldenes Abitur«. Zu diesem denkwürdigen Ereignis hatte ich alle noch lebenden Lehrer eingeladen, sie kamen. Es war eine angenehme Besonderheit, die fast allen – neben einer unterhaltsamen Rückschau – auch Anlass war, den Wert der Zeit und deren Unwiederbringlichkeit bewusster wahrzunehmen.

Unseren 40. Hochzeitstag begingen meine Frau und ich natürlich wieder im Warnemünder Hotel NEPTUN. Wir erinnern uns daran, dass wir uns am grünen Hochzeitstag, den wir ebenfalls hier gefeiert hatten, für die »Goldene Hochzeit« an gleicher Stätte eine Reise über das Meer nach Dänemark vorgenommen hatten, wenn wir als Rentner gedurft hätten.

Im Juni 2012 ereignet sich eine astronomische Besonderheit, deren Wiederholung erst in über 100 Jahren stattfinden würde: der Venus-Transit. Der Nachbarplanet wanderte stecknadelkopfgroß vor der großen Sonne vorbei. Früh gegen fünf Uhr, lange vor Sprechstundenbeginn, gelang es mir, diesen Vorgang weit außerhalb der Stadt im Foto festzuhalten, das vom »Journal für Astronomie« von der Vereinigung der Sternfreunde, deren Mitglied ich bin, veröffentlicht werden sollte.

Abschluss und Ausblick

Wenn es am schönsten ist, soll man aufhören, heißt es. In glücklicher Rückschau auf 44 erlebnis- und ereignisreiche Jahre im Dienst, in Dankbarkeit gegenüber allen Partnern in verschiedenen Städten und Kliniken und auch in der eigenen Praxis, erscheint dieser Zeitraum als eine einzige zusammenhängende Besonderheit, die das ganze bisherige Leben prall ausfüllte und ausmachte.

Hinsichtlich der wechselnden äußeren Rahmenbedingungen hierfür konnten die beiden durchlebten Systeme unterschiedlicher nicht sein. Einzige Gemeinsamkeit: Beide haben Risiken und Nebenwirkungen, aber auch diese selbst unterscheiden sich ebenso wie die Systeme selbst.

Geben und nehmen wollten uns verschiedene Politiker alles Mögliche. Das, was uns zu keiner Zeit genommen werden konnte, war unsere Verantwortung.

Ein zunehmend reflektiertes Unbehagen bei einer Reihe von Kollegen durch die von »außen« her versuchte Kommerzialisierung der ärztlichen Tätigkeit, der zunehmende Versuch, die Gesundheit, das höchste menschliche Gut, als »Ware« zu deklarieren, war für mich Anlass, den nachfolgenden Artikel im *Ärzteblatt MV* zu veröffentlichen.

Wa(h)re Gesundheit

Das Berufsbild und die Aufgaben des Arztes sind spätestens seit Hippokrates inhaltlich, ethisch und moralisch definiert.
Seit vielen Jahren nun leben wir in gesellschaftlichen Verhältnissen, bei denen von bestimmten Kreisen/Strukturen/Kassen immer mehr versucht wird, dieses Bild zu durchlöchern bzw. umzuformulieren im Sinne einer zunehmenden Kommerzialisierung und Ökonomisierung mit dem Ziel, dem Begriff Gesundheit (und damit auch dem Arztberuf) eine neue »zeitgemäße« Richtung zu geben.
Nicht umsonst standen bei den letzten zentralen Ärztetagen insbesonder Feststellungen im Vordergrund, die (die jahrtausende alte) Tatsache, dass die Gesundheit keine Ware (und der Arzt damit kein Händler) ist, als unerschütterliches Faktum konstatieren, an dem niemand und keine Gesellschaft rütteln kann.
Weshalb ich dieses schreibe: Anlass ist unser Ärzteblatt *der Ärztekammer Mecklenburg-Vorpommerns, Heft 9/2013, in dem ich auf Seite 338 in Auswertung eines Kongresses folgendes erfahren konnte, ich zitiere wörtlich: »Desweiteren wurde festgestellt, dass Gesundheit sowohl ein Menschenrecht als auch eine Ware und damit auch ein Wirtschaftsgut ist.«*
Von Tabubruch oder Roter Linie will ich gar nicht reden. Meine Frage an mich selbst ist nun aber zwingend, ob ich einen neuen Trend eventuell verschlafen habe und nicht mehr auf dem Laufenden bin.

Wenn ich diesen Trend verschlafen habe, dann habe ich in meiner sich nun offenbarenden sozialen Inkompetenz vierundvierzig Jahre lang ein falsches Berufsbild gehabt und praktiziert.
Wenn ich diesen Trend verschlafen habe, dann habe ich (in Erinnerung an Kindeszeiten mit meiner Mutter im Wurstgeschäft) bei meiner vorletzten multimorbiden Patientin und ihrem geäußerten Wunsch nach Gesundheit die Frage versäumt »Darf es für 250 Euro mehr sein?«
Das wäre etwas für »Guten Morgen, Deutschland«.
Wenn ich diesen Trend verschlafen habe, müsste ich bei meiner letzten (noch recht jungen) Patientin wohl vermuten, dass sie bei der Bank nicht kreditwürdig war, denn sonst hätte sie nicht an ihrem inoperablen und metastasiererendem Tumor (mit Nachbestrahlung und Chemo) zu versterben brauchen und hätte sich wie viele andere Menschen in gleicher Situation ihre Gesundheit wieder zurückgekauft wie ein repariertes Auto in der Werkstatt.
Für diesen Fall kann ich (rein rhetorisch) nur sagen: Willkommen, »Schöne neue Welt«, aber von Herzen »Gute Nacht, Deutschland«.

Die Redaktion der Zeitschrift gab nach diesem Artikel folgene Stellungnahme: »Verehrter Kollege Dr. Buhr, Sie sind durchaus nicht sozial inkompetent und haben auch kein falsches Berufsbild! Sie – und alle Ärztinnen und Ärzte unseres Landes – dürfen und sollen sich auch weiterhin an den Jahrhunderte alten hohen ethischen und moralischen Maßstäben unseres Berufes orientieren und sich voll und ganz der Betreuung Ihrer Patienten widmen. Dafür arbeiten Sie im Gesundheitswesen ...«

Mit der Wende ergaben sich für die neuen Bundesländer viele neue und weiterreichende Möglichkeiten, die zuvor undenkbar waren. Und mit diesem Glücksfall brachen auch noch die unberechenbaren Zustände aus der Vergangenheit weg, die in der neuen Gesellschaft Gott sei Dank keinen Platz mehr fanden. Daneben gingen allerdings auch sinnvolle Dinge verloren, deren Übernahme oder Beibehaltung eine Diskussion wert gewesen wäre, vor welcher in unserer Gesellschaft niemand Berührungsängste nötig haben sollte. Themen hierfür wären beispielsweise der 1968 dargelegte Rechtsstatus ärztlicher Behandlung oder das einheitliche Bildungswesen anstelle der wieder eingeführten und hartnäckig fortbestehenden Kleinstaaterei in diesem Bereich ohne Kontext zur Globalisierung, um nur zwei zu nennen.

Es ist nicht einzusehen, weshalb sich Zustände und Prozesse herausbilden, welche *nicht* durch die Grundlagen unseres heutigen Systems bedingt und legitimiert sind und die zur unberechenbaren Belastung für viele werden:

Sollte es beispielsweise nötig sein, dass sich im Gesundheitswesen klinische Strukturen herausbilden, die auf Kosten von Patienten und Personal dem Profit dienen?

Sollte es beispielsweise nötig sein, dass in bestimmten Bereichen/Kliniken Chefärzte verpflichtet werden, eine jährliche Konstanz bzw. sogar Steigerung gut honorierter Behandlungsformen zu sichern?

Sollte es beispielsweise nötig sein, dass ein ambulant tätiger Arzt stets unter der Angst lebt, seine nach bestem Wissen und Gewissen durchgeführten Behandlungen werden von Personen, die nicht seine Verantwortung tragen, als zu teuer deklariert, wofür er dann finanziell haftbar gemacht werden kann?

Wer zu solchen Fragen, deren Reihe sich fortsetzen ließe, ein deutliches NEIN sagt, muss nicht die DDR wiederhaben wollen. Blockade unserer Möglichkeiten in diesem System betreiben diejenigen, die derartiges unterstellen.

Selbst die »ideale und vollkommene« Gesellschaft kann immer nur ein gedankliches Konstrukt sein, ein Ziel, dem man sich auch im besten Falle nur nähern kann und zwar immer nur in dem Maße, in dem sich die agierenden Menschen einbringen, einbringen können *und* einbringen wollen nach der Devise: »Lebe dich selbst, es lohnt sich«.

ISBN 978-3-945187-18-0

Umschlaggestaltung: Buchgut, Berlin,
unter Verwendung eines Fotos von Robert Allertz
Rücktitel: Robert Allertz
Druck und Bindung: Sowa Druk, Polen

Die Bücher des verlags am park und der edition ost
werden von der Eulenspiegel Verlagsgruppe vertrieben

14,99 Euro

www.edition-ost.de